# 微创脊柱外科手术技巧

## Minimally Invasive Spine Surgery: Advanced Surgical Techniques


原　著　Kern Singh　Alexander R. Vaccaro

主　译　文天林　蒋　毅　杨晋才

副主译　毛克亚　祝　斌　任大江

主　审　孙天胜　李　放



北京大学医学出版社

WEICHUANG JIZHU WAIKE SHOUSHU JIQIAO

**图书在版编目（CIP）数据**

微创脊柱外科手术技巧/（美）克恩·辛格（Kern Singh），（美）亚历山大·R. 瓦卡罗（Alexander R.Vaccaro）原著；文天林，蒋毅，杨晋才主译. —北京：北京大学医学出版社，2018.8

书名原文: Minimally Invasive Spine Surgery: Advanced Surgical Techniques

ISBN 978-7-5659-1656-4

Ⅰ. ①微… Ⅱ. ①克… ②亚… ③文… ④蒋… ⑤杨… Ⅲ. ①脊柱－显微外科手术 Ⅳ. ①R681.5

中国版本图书馆CIP数据核字（2017）第195647号

北京市版权局著作权合同登记号：图字：01-2017-3994

Minimally Invasive Spine Surgery: Advanced Surgical Techniques
Kern Singh, Alexander R. Vaccaro
The original English language work has been published by: Jaypee Brothers Medical Publishers (P) Ltd.
New Delhi, India

ISBN: 978-93-5152-49-39



**微创脊柱外科手术技巧**

---

**主　　译：** 文天林　蒋　毅　杨晋才
**出版发行：** 北京大学医学出版社
**地　　址：**（100191）北京市海淀区学院路38号　北京大学医学部院内
**电　　话：** 发行部010-82802230；图书邮购010-82802495
**网　　址：** http: //www.pumpress.com.cn
**E-mail：** booksale@bjmu.edu.cn
**印　　刷：** 三河市春园印刷有限公司
**经　　销：** 新华书店
**策划编辑：** 黄建松　**责任编辑：** 马联华　**责任校对：** 马思志　**责任印制：** 李　啸
**开　　本：** 889mm×1194mm　1/16　**印张：** 11　**字数：** 190千字
**版　　次：** 2018年8月第1版　2018年8月第1次印刷
**书　　号：** ISBN 978-7-5659-1656-4
**定　　价：** 120.00元

# 内容提要

本书作者在简要介绍微创脊柱外科手术（Minimally Invasive Spine Surgery，MISS）原则、患者选择、MISS中解剖学和生理学因素、MISS的住院费用、MISS的麻醉和术后镇痛技术、MISS撑开系统等基础上，重点介绍了微创后路颈椎椎间孔切开减压术、后路微创颈椎椎板切除减压术与颈椎融合术、经皮椎弓根螺钉置入技术等十余种手术技术，并从临床病例入手，介绍了相关影像学诊断、手术适应证、手术设备和器械、手术体位和设备摆放、手术相关解剖、手术操作步骤、手术并发症以及手术预期疗效和不良事件等，还介绍了微创骨移植物和骨生物制品等丰富的脊柱微创手术相关内容。全书图文并茂，言简意赅，可作为微创脊柱外科医师手术技术学习和培训用书。

# 译者名单

（以姓氏笔画为序）


于峥嵘　北京大学第一医院骨科

马海军　河南省直第三人民医院椎间盘病诊疗中心

王　飞　陆军总医院脊柱外科

毛克亚　解放军总医院骨科

文天林　陆军总医院微创脊柱外科

左如俊　北京大学第三医院海淀院区骨科

石　岩　北京大学第三医院海淀院区骨科

任大江　陆军总医院微创脊柱外科

闫　明　吉林大学白求恩第一医院微创脊柱外科中心

李　顺　浙江省人民医院疼痛科

李长青　陆军军医大学新桥医院骨科

李星晨　河南省直第三人民医院椎间盘病诊疗中心

李海音　陆军军医大学新桥医院骨科

杨晋才　首都医科大学附属北京朝阳医院骨科

张　烽　南通大学附属医院脊柱外科

张小平　空军军医大学唐都医院骨科

张雅宾　解放军总医院骨科

陈晓庆　南通大学附属医院脊柱外科

周程沛　空军军医大学唐都医院骨科

孟　浩　陆军总医院微创脊柱外科

赵永飞　解放军总医院骨科

祝　斌　北京大学第三医院疼痛医学中心

钱济先　空军军医大学唐都医院骨科

徐宝山　天津医院微创脊柱外科

黄　博　陆军军医大学新桥医院骨科

蒋　毅　北京大学第三医院海淀院区骨科

# 原著者名单

**Junyoung Ahn**
Clinical Research Coordinator
Department of Orthopedic Surgery
Rush University Medical Center
Chicago, Illinois, USA

**Neel Anand MD**
Clinical Professor of surgery
Department of Orthopedic Surgery
Cedars-Sinai Medical Center
Los Angeles, California, USA

**Daniel D Bohl MD MPH**
Resident
Department of Orthopedic Surgery
Rush University Medical Center
Rush University Medical Center
Chicago, Illinois, USA

**Thomas D Cha MD MBA**
Instructor
Department of Orthopedic Surgery
Massachusetts General Hospital
Boston, Massachusetts, USA

**Gabriel Duhancioglu MS**
Research Assistant
Department of Orthopedic Surgery
Rush University Medical Center
Chicago, Illinois, USA

**Hamid Hassanzadeh MD**
Assistant Professor
Department of Orthopedic Surgery
University of Virginia
Charlottesville, Virginia, USA

**Rahul Kamath MS**
Research Assistant
Department of Orthopedic Surgery
Rush University Medical Center
Chicago, Illinois , USA

**Safdar N Khan MD**
Associate Professor
Department of Orthopedics
The Ohio state University
Columbus，Ohio，USA

**Mark F Kurd MD**
Assistant Professor
Department of Orthopedic Surgery
The Rothman Institute
Thomas Jefferson University
Philadelphia, Pennsylvania, USA

**Damandeep Singh Makkar DNB (Ortho)**
Chief Spine Surgeon
Department of Orthopedics and
Spine Surgery
Arora Neuro Center

Ludhiana, Punjab, India

**Alejandro Marquez-Lara MD**
Research Fellow
Department of Orthopedic Surgery
Rush University Medical Center
Chicago, Illinois, USA

**Sreeharsha V Nandyala**
Research Fellow
Department of Orthopedics
Rush University Medical Center
Chicago, Illinois, USA

**Daniel K Park MD**
Assistant Professor
Department of Orthopedics
William Beaumont Hospital
Royal Oak, Michigan, USA

**Alpesh A Patel MD**
Associate Professor
Department of Orthopedics
Northwestern University
Chicago, Illinois, USA

**Sheeraz A Qureshi MD**
Associate Professor
Orthopedic Surgeon
Department of Orthopedic Surgery
Icahn School of Medicine at
Mount Sinai
New York, USA

**Kris B Siemionow MD**
Chief of Spine Surgery
Assistant Professor of Orthopedics
and Neurosurgery
University of Illinois
Chicago, Illinois, USA

**Kern Singh MD**
Associate Professor
Co-Director, Minimally Invasive
Spine Institute at Rush
Department of Orthopedic Surgery
Rush University Medical Center
Chicago, Illinois, USA

**Branko Skovrlj MD**
Resident
Department of Neurosurgery
Icahn School of Medicine at
Mount Sinai
New York, USA

**Alexander R Vaccaro MD PhD**
Richard H Rothman Professor and
Chairman
Department of Orthopedic Surgery
Professor of Neurosurgery
Co-Director, Delaware Valley Spinal
Cord Injury Center
Co-Chief of Spine Surgery
Sidney Kimmel Medical Center at
Thomas Jefferson University
President, Rothman Institute
Philadelphia, Pennsylvania, USA

# 译者前言

颈胸腰椎疾患导致的腰腿疼痛会导致患者躯体残疾和生活质量下降，外科手术可以使具有适应证的患者的生活质量提高，重返工作岗位。微创脊柱外科手术技术利用人体相关解剖的自然间隙作为手术入路，不需要广泛剥离肌肉及软组织，可减少对组织的创伤，可以更精准地到达术区；其独特的光源照明及影像学放大设备可使手术视野更清晰，使手术过程立体感及整体感更强，具有创伤小、出血少、恢复快、患者易于接受等优点。但该技术学习曲线陡峭，微创脊柱外科医生需要承担更大的手术难度和风险。如何使初学者快速熟练地掌握微创脊柱手术相关的脊柱周围三维解剖、手术适应证、手术设备与器械、基本手术步骤？如何准确判断手术预期疗效和预防手术不良事件？如何让有一定理论和手术经验的高年资微创脊柱外科医生理论上更系统、技术更上一层楼从而成为微创专家？

《Minimally Invasive Spine Surgery: Advanced Surgical Techniques》一书由美国拉什大学医学中心（Rush University Medical Center）微创脊柱外科研究所副教授Kern Singh组织编写，该书简明扼要，条理清晰，全面细致地介绍了当前国际上最流行的微创脊柱外科技术，是一本难得的学习和提高微创脊柱外科手术技能的教科书，可以很好地满足国内微创脊柱外科医生学习和进阶的需要。因此，我们组织了陆军总医院、解放军总医院、北京大学第三医院、首都医科大学附属北京朝阳医院、空军军医大学、陆军军医大学等国内在微创脊柱外科方面有一定影响的专家翻译了这本书。翻译时我们本着忠于原书的理念保留了原书的风格，对原书的少量错误进行了纠正。但由于译者水平有限，翻译不准确甚至错误之处在所难免，恳请各位微创脊椎外科同道批评指正。

陆军总医院微创脊柱外科　文天林
北京大学第三医院海淀院区骨科　蒋　毅
首都医科大学附属北京朝阳医院　杨晋才

# 原著序言

脊柱手术的目标是使患者得到最好的临床效果，减少手术并发症的发生，减轻围术期疼痛和不适，尽快康复并回到正常生活中。以往的开放性手术通常需要患者以某个目标为代价换取其他目标的实现。随着过去十年中脊柱外科相关支持技术的快速发展，上面提到的这些手术目标现在均可以通过微创手术来实现。微创脊柱外科手术（MISS）也变得更具有可预见性和可重复性，支持这些手术的文献也越来越多。然而，随着微创脊柱外科手术技术的不断发展，这些技术也给外科医生们带来了挑战——如何熟练掌握这些技术。传统的开放性手术技巧并不能转化为微创手术技巧，而且由于微创脊柱外科手术技术有着陡峭的学习曲线，会将患者置于手术风险之中，这也是医患双方均无法接受的。

Singh博士和Vaccaro博士出色地完成了本书的编写工作。本书采取手术适应证、相关解剖学、设备摆放、手术技术等一系列小标题的统一格式编写，使读者容易阅读和掌握要领。虽然简短，但每一章都出色地捕捉到了关键的手术过程和预防相关陷阱的方法。对于初训人员和经验丰富的脊柱外科医生而言，本书都是极有价值的资源。此外，作为一本施行手术前必须重温和参考的文献资源，它的价值也不可低估。

Frank M. Phillips, MD
Professor, Orthopedic Surgery
Spine Fellowship Co-Director
Rush University Medical Center
Chicago, Illinois, USA

（孟　浩　译　文天林　审校）

# 原著前言

微创脊柱外科手术（MISS）由于其与传统的开放性手术相比具有术后恢复快、术中出血少、住院时间短以及术后疼痛轻等优点，越来越受到关注。通过精心绘制的插图、影像学资料和评论，本书对微创脊柱外科手术的新技术、证据和热点问题进行了介绍。我们相信，骨科医生、神经外科医生和外科实习医生，包括学生、住院医生、主治医生，都会从本书对有关手术技术的详尽介绍中获益。

Kern Singh

Alexander R.Vaccaro

（孟　浩　译　文天林　审校）

# 致　谢

在这里，我要特别感谢Steve Fineberg、Alejandro Marquez-Lara、Sreeharsha Nandyala和Junyoung Ahn为本书付出的辛勤劳动。我为他们每一位在其骨科职业生涯中所取得的和即将取得的成就感到骄傲。

我还要感谢费城和印度新德里Jaypee Brothers医学出版社的高级管理团队和出版人员。

Kern Singh

（孟　浩　译　文天林　审校）

# 目　录

## 第 4 章 微创后路颈椎椎板切除减压术和颈椎融合术 26



## 第 5 章 经皮椎弓根螺钉置入技术 45



## 第 6 章 微创侧方胸膜外入路胸椎椎间盘切除术和椎体切除术 53

# 第 1 章

# 微创脊柱外科概况

Kern Singh, Alejandro Marquez-Lara, Sreeharsha V Nandyala, Alexander R Vaccaro
译者 孟 浩 审校 文天林

## 引言

微创脊柱外科手术（minimally invasive spine surgery，MISS）近年来取得了长足的进步，越来越多的证据表明，其临床疗效与传统开放手术相当，但术后并发症更少，恢复时间更短。自20世纪70年代末开展MISS以来，MISS在手术器械、成像方式和手术技巧方面都取得了显著进步，可视化手术和导航技术的应用已使外科医生能够在对局部软组织损伤最小的前提下治疗更多的脊柱外科疾病。

## MISS的原则和患者选择

### 基本原则[1]

- 保护解剖结构
  - 使用神经血管和肌肉的解剖间隙作为手术入路
    - 经肌间入路（Wiltse入路）（图1-1）使用钝性的系列撑开器（图1-2）手术以减少组织损伤和术后疼痛。
    - 使用较窄的自适应撑开器可以提供稳定清晰的手术视野并避免过度的肌肉牵拉（图1-3）。
  - MISS技术有效保留了关键肌附着点（如多裂肌），降低了肌肉去神经化和术后椎旁肌无力的风险。
- 手术可行性

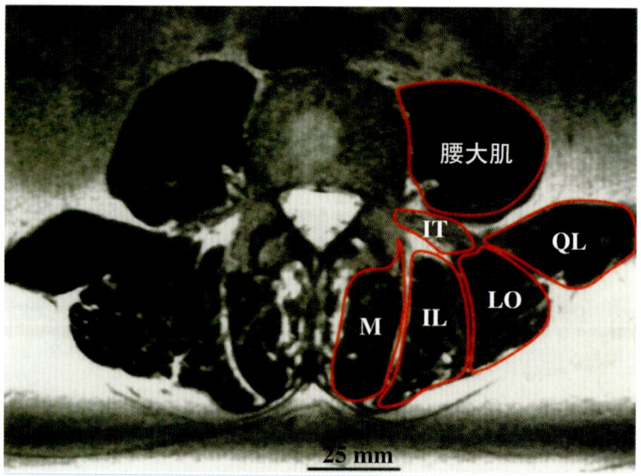


图1-1　L4 ~ L5间隙MRI水平轴位椎旁肌肉分布：多裂肌（M），髂肋肌（IL）和最长肌（LO），腰方肌（QL）和横突间肌（IT），以及腰大肌

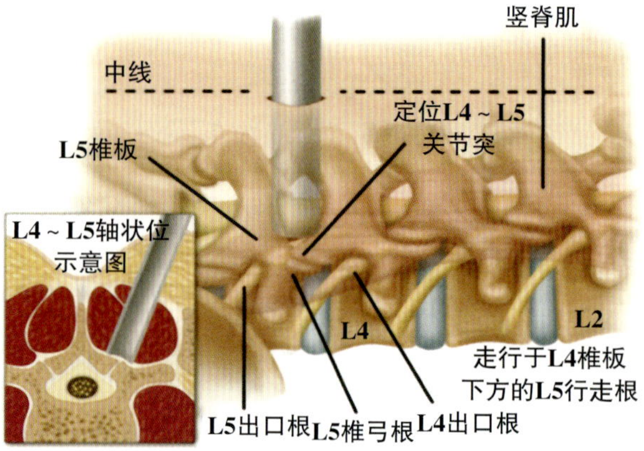


图1-2　通过钝性多重扩张器来构建手术工作通道，对软组织损伤较小

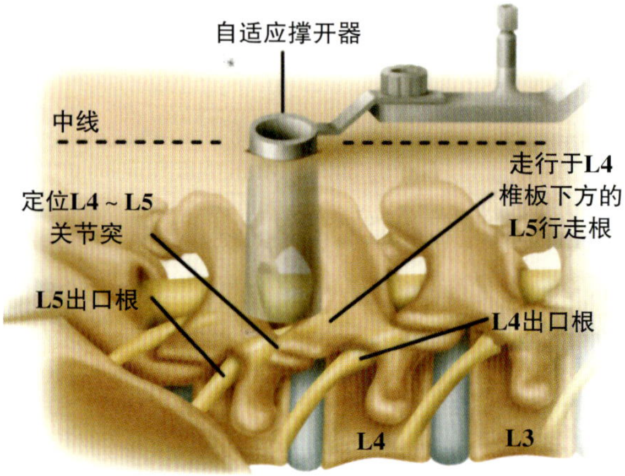


图1-3　将自适应撑开器固定于自由臂上

- MISS技术旨在避免损伤开放手术易损伤的重要解剖结构（如神经和大血管）
  - 对局部解剖结构的熟练掌握和术中神经监测（如连续肌电图刺激）的应用可以有效避免损伤重要结构。
- 通过手术放大设备（显微镜或放大镜）可以更精确地辨认神经血管结构，以便更安全地进行操作和切除。
- 熟知手术局部骨性结构的三维解剖及其在二维影像中的形态位置可以有效地建立工作通道，并有助于顺利置入操作器械（图1-4 A至C)。

## MISS术式选择的影响因素

- 临床表现——与开放手术相同，正确地把握适应证是

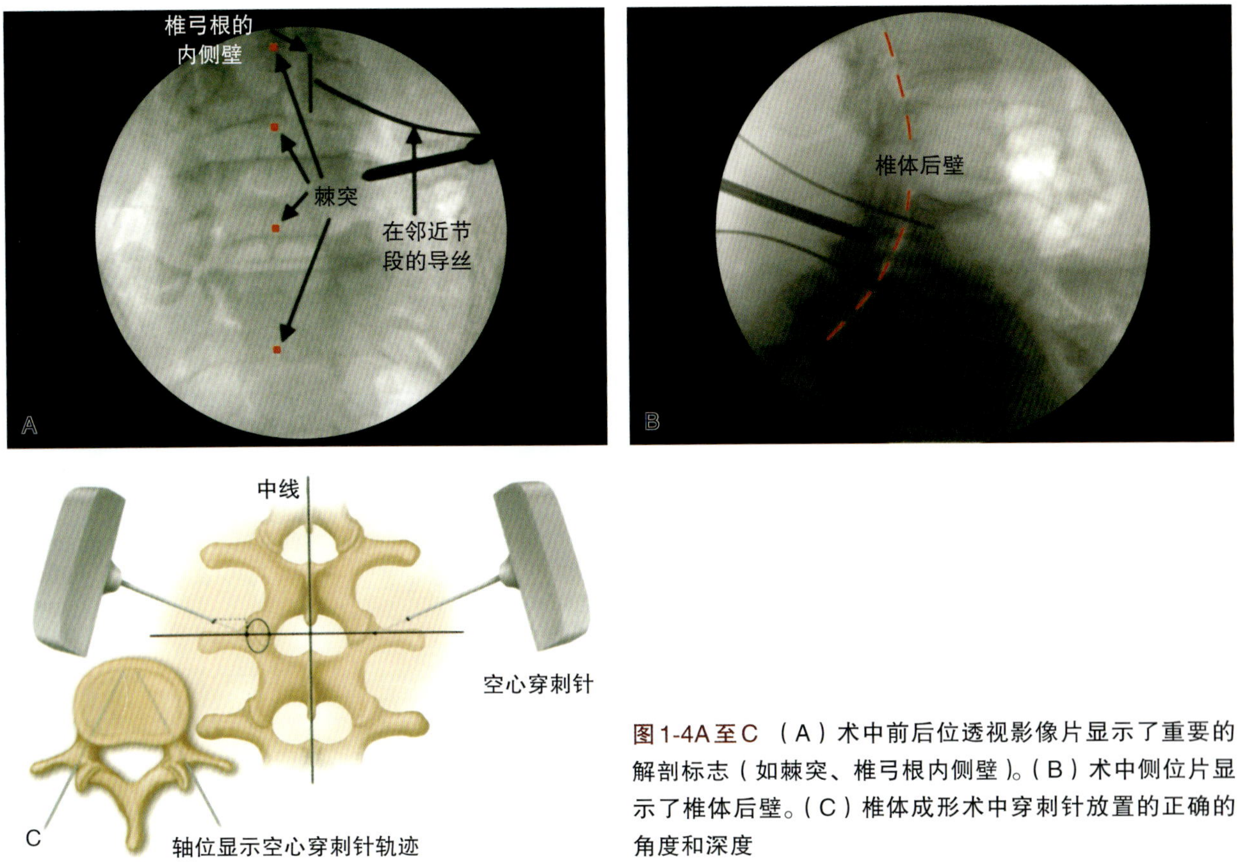


图1-4A至C　（A）术中前后位透视影像片显示了重要的解剖标志（如棘突、椎弓根内侧壁）。（B）术中侧位片显示了椎体后壁。（C）椎体成形术中穿刺针放置的正确的角度和深度

MISS术后取得满意临床效果的保证。

- 肥胖——肥胖所导致的腹围过大会限制开放手术中撑开器的使用，而MISS技术可使这部分患者受益。
- 翻修手术——既往手术导致的解剖结构改变和局部瘢痕形成会给微创手术带来巨大的挑战，因此，微创手术仅适用于MISS经验非常丰富的术者。
- 学习曲线——术者熟练掌握MISS所需完成的病例数取决于术者的技巧和手术的复杂程度。
- 手术复杂性——微创技术已经发展到可以完成伴有或不伴有畸形的多节段脊柱疾病，但这些仅可由经验丰富的术者完成。

## MISS需要考虑的解剖学和生理学因素

### 椎旁肌

- 深部中线两侧的横突-棘突间肌肉
    - 多裂肌

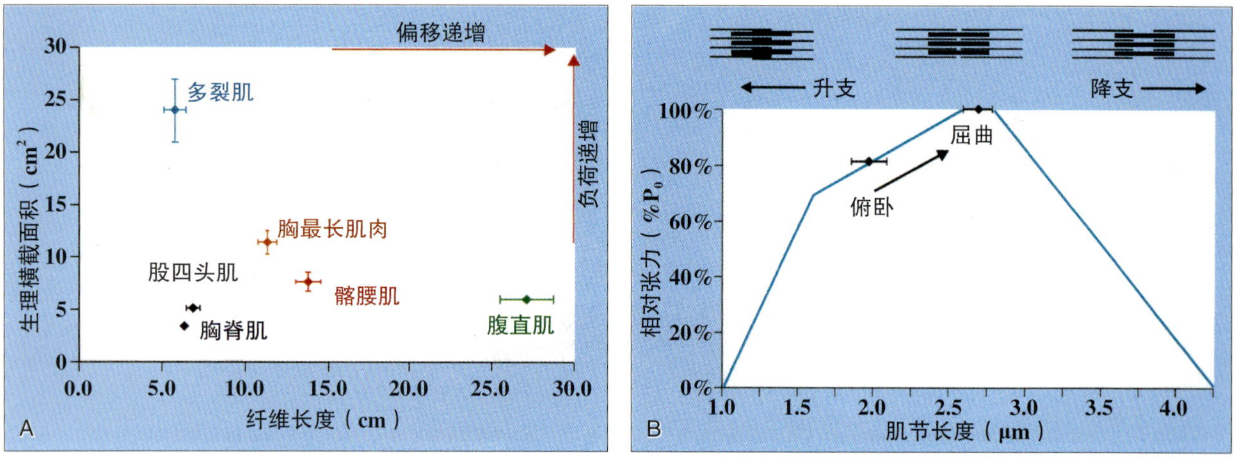


图1-5A和B （A）生理状态下椎旁肌横截面与肌纤维长度比值的分布图，显示了椎旁肌的功能结构。其中多裂肌所提供的肌力最强。（B）显示了多裂肌肌节长度-张力变化曲线（黑线）[1]

- 多裂肌是维持脊柱后方稳定最重要的肌肉。
- 多重单独存在的纤维束是多裂肌的重要特点。每一个纤维束都起于相应椎体的横突，向上延续止于头端1～4个椎体的棘突。
- 这种独特结构特点使多裂肌在每个层面都具有较大的横截面积，因此能在短节段内产生强大的背伸力。

■ 静息状态下，多裂肌的肌小节总是处于长度张力曲线的上升区间（图1-5A和B）
- 这种生理特性使得多裂肌在脊柱屈曲时可以产生更强大的背伸能力。

● 浅层和外侧的竖棘肌

■ 最长肌
- 肌纤维起自横突和附突，向远端走行止于远端髂后上棘的腹侧面。

■ 髂肋肌
- 肌纤维起自横突尖和相邻的胸腰筋膜，向远端走行止于髂嵴的腹侧面。

■ 最长肌和髂肋肌走行于多裂肌外侧，具有更长的肌纤维，但它们的横截面积相对较小，因此，它们的功能为仰伸、旋转和侧屈躯体。

## 开放手术的并发症

● 腰椎后正中入路可能导致腰部肌肉萎缩

- 开放手术很容易损伤到多裂肌
  - 多裂肌的损伤可能影响脊柱的动态稳定并延迟术后恢复。
- 肌肉萎缩的生理学因素
  - 术中直接损伤肌肉。
  - 强力自动撑开器的使用可能导致撑开区域的局部肌肉缺血。损伤程度受撑开时间和力量决定。时间过长或力量过大都可能造成永久性的损伤。
- 撑开器取出后局部肌肉的缺血再灌注损伤也应引起重视
  - 肌肉去神经化。
  - 多裂肌受相应节段脊神经后内侧分支的单节段神经支配。
  - 这种单节段神经支配使肌肉对损伤的耐受性差。
- 术中对背阔肌和髂肋肌的损伤会使术后腰部后伸功能受到明显的影响。

## MISS的住院费用

- 直接费用[2-3]
  - 输血相关费用
    - MISS由于出血少，很少需要输血。
    - MISS术前无需常规配血，仅个别病例视情况需配血。
  - 药物费用
    - 更小的手术切口和更少的软组织损伤减少了术后疼痛和止痛药物的应用。
  - 病房和住院时间
    - MISS术后住院时间的相对缩短可有效节约医院资源。
  - 手术相关费用
    - MISS时间的缩短相应降低了手术费用和麻醉费用。
  - 内植物费用
    - 无论开放手术还是MISS，内植物费用均占直接费用的最大比重。
- 间接费用

**小贴士**

- 医院可考虑通过微创手术减少手术时间、缩短住院日、减少输血而提高手术量。

- 术后并发症
  - MISS可降低包括手术切口感染在内的手术并发症的发生率。
- 术后康复
  - 由于术后疼痛轻，患者门诊康复依从性提高，可缩短术后恢复时间。
- 二次和翻修手术
  - MISS术后早期的再手术率低于开放手术。
  - 目前对于远期的翻修率尚无可靠随访数据。
- 误工时间
  - 与开放手术相比，MISS患者可更早地回归工作。

## MISS的麻醉和术后镇痛技术[4]

### 术前准备

- 对于长期服用阿片类药物的患者，术前需要由疼痛治疗师进行评估。
- 术前询问患者是否存在睡眠呼吸暂停症状对于决定其术后是否适合进行快速疼痛治疗有重要作用
  - 术后阿片类药物的使用会使睡眠呼吸暂停患者发生呼吸衰竭的风险增高。
- 可于术前2～3天联合使用非甾体类抗炎药物（nonsteroidal anti-inflammatory drug，NSAID）和阿片类缓释药物
  - 通过药物有效浓度的累积抑制术后的炎症反应（如前列腺素$E_2$），实现超前镇痛。
- 手术当日的术前镇痛
  - 大剂量NSAID口服（如400 mg塞来昔布）
    - 如行融合手术，则不推荐。
  - 对乙酰氨基酚（1 000 mg）。
  - 羟考酮缓释片（10～20 mg）。
  - 其他
    - 加巴喷丁（600 mg）。
    - 普瑞巴林（100～150 mg）。
- 其他治疗
  - 术前补液可以减少围术期恶心、头晕和乏力。

  - 止吐药物
    - 5-羟色胺抑制药（昂丹司琼4 mg 静滴）。
    - 东莨菪碱。

### 术中麻醉

- 全身麻醉
  - 麻醉诱导——异丙酚。
  - 麻醉维持——七氟烷或地氟烷。
  - 静滴给予阿片类药物——舒芬太尼或瑞芬太尼
    - 术中给予静脉阿片类药物有助于使麻醉状态更加稳定。
- 麻醉对术中电生理监测的影响[体感诱发电位（somatosensory-evoked potential，SSEP）]
  - 吸入麻醉可以降低SSEP的波幅和潜伏期。
  - 推荐使用止痛药物（短效阿片类药物）替代。
- 局部麻醉
  - 推荐1%利多卡因手术切口部位局部浸润麻醉，以减少患者止痛药物的使用。
  - 深部组织可使用0.25%布比卡因浸润麻醉
    - 确保麻醉药未弥散至神经根，以免影响术后神经功能的评估。
- 其他药物
  - 静脉输液和适量使用升压药物以避免发生术中低血压。
  - 止吐药物（5-羟色胺抑制药）。

> **小贴士**
> - 麻醉监护适用于手术时间在30～90分钟的单节段手术。
> - 在情况允许的前提下，推荐使用局部麻醉。

### 术后止痛

- 术后NSAID应连续使用2周
  - 融合手术术后禁用此类药物。
- 术后继续使用羟考酮缓释片。
- 肌松药（替扎尼定和氯苯氨丁酸）可以缓解术后肌肉痉挛。
- 根据手术创伤的程度酌情使用加巴喷丁和普瑞巴林。

> **小贴士**
> - 联合使用阿片类药物和加巴喷丁可以显著延长镇痛时间。

## 参考文献

1. Kim CW. Scientific Basis of Minimally Invasive Spine Surgery—Prevention of multifidus muscle injury during posterior lumbar surgery. Spine, 2010, 35:

S281–S286.

摘要：该文是一篇综述，描述了椎旁肌的结构、起止点、神经支配和功能，报告了脊柱开放手术对椎旁肌解剖结构和生理功能方面的影响。

2. Lucio JC, Vanconia RB, Deluzio KJ, et al. Economics of less invasive spinal surgery: an analysis of hospital cost differences between open and minimally invasive instrumented spinal fusion procedures during the perioperative period. Risk Management and Healthcare Policy, 2012, 5: 65–74.

摘要：综述性研究，对比了101例开放性后路腰椎融合术和109例微创脊柱手术的费用情况。与开放手术相比，微创脊柱手术可以节约2 825美元，同时微创手术的术中失血量、住院时间、并发症发生率都要明显低于开放手术组。

3. Wang MY, Lerner J, Lesko J, et al. Acute hospital costs after minimally invasive versus open lumbar interbody fusion—data from a US national database with 6106 patients. J Spinal Disord Tech, 2012, 25: 324–328.

摘要：回顾性分析了74例1～2个节段微创脊柱融合术和开放后路腰椎融合术患者的住院费用、住院时间、出院时的状况，发现微创脊柱融合术缩短了住院时间，减少了住院费用，降低了将患者转入康复中心的住院率。

4. Buvanendran A, Thillainathan V. Preoperative and postoperative anesthetic and analgesic techniques for minimally invasive surgery of the Spine. Spine, 2010, 35: S274–S280.

摘要：回顾性分析了目前微创脊柱外科手术在手术前后的麻醉和镇痛问题。通过文献分析，作者强调，在进行微创脊柱手术时进行快通道麻醉和多模式镇痛的重要性。

# 第 2 章

# MISS 中应用的撑开系统

*Sreeharsha V Nandyala, Mark F Kurd, Kern Singh*
译者　孟　浩　审校　文天林

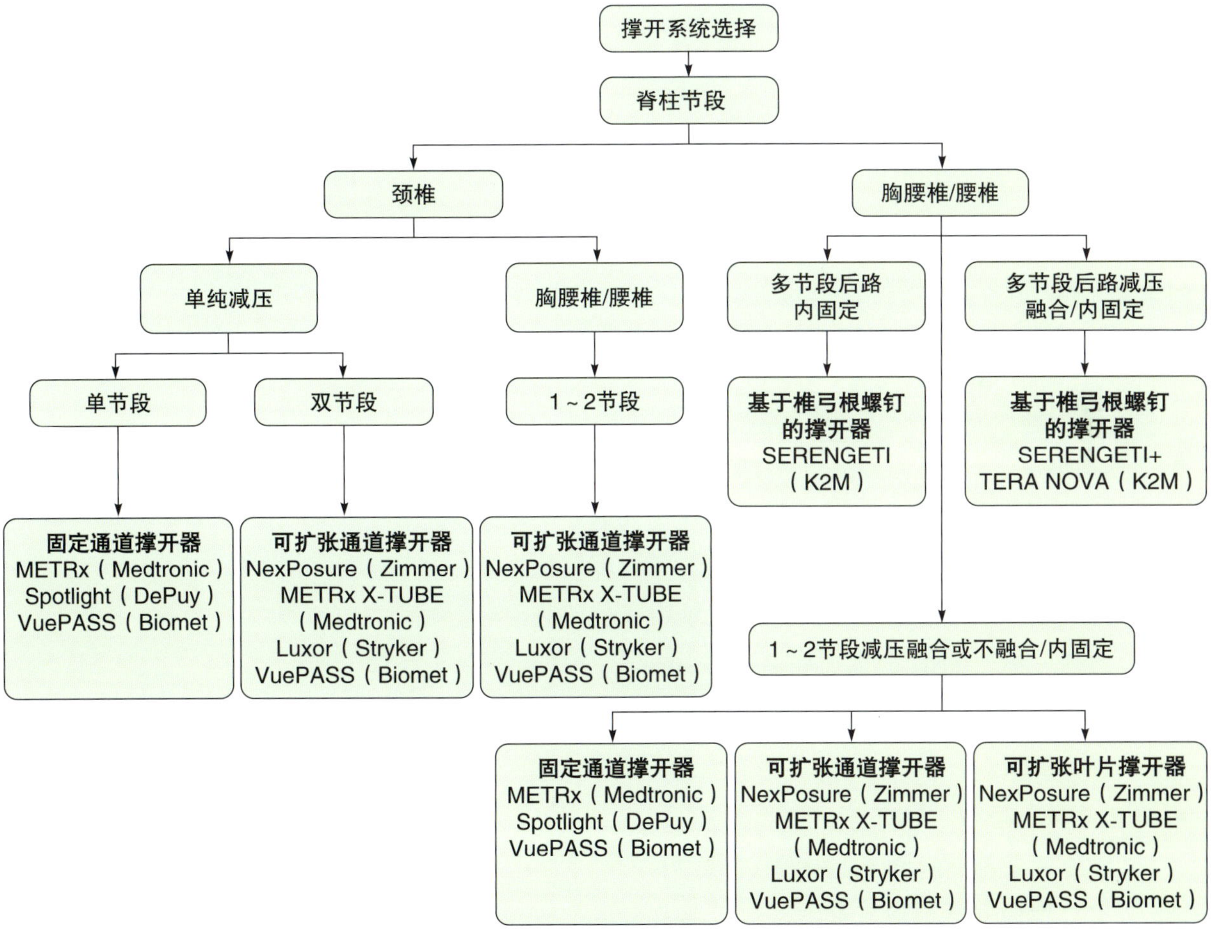

## 解剖相关因素

- 由于颈后筋膜（浅筋膜和椎体表面筋膜）较胸腰段筋膜厚，筋膜切开在颈椎手术中尤为重要，由此可以使器械较容易通过椎旁肌。
- 腰椎有三组重要的椎旁肌群，分别是多裂肌、髂肋肌和最长肌。这些肌肉对脊柱动态或静息状态下的稳定性起着重要的维持作用
  - 多裂肌是最重要的椎旁肌，因其具有独特的结构和走行。其近端起于胸腰段棘突，远端附着于尾侧的2～5个相邻椎体的横突。因此，如果术中多裂肌的起止点被严重破坏，将对脊柱的稳定性造成影响。
- 腰丛由近端向远端（L4～L5）逐渐靠近椎体腹侧，故L4～L5侧方入路损伤腰丛的风险最大（图2-1）。因此，在椎体的前中1/3处置入导棒和扩张器操作时应尤为小心。配有神经电生理监测功能的撑开器可以实现神经功能状态的实时反馈。

### 微创手术入路

- 手术的安全、成功很大程度上取决于正确的体位摆放、术中重要解剖标志的影像学显示以及正确的手术切口
  - 体位选择
    - 成功和安全的手术依赖于正确的体位摆放。小心将患者摆放于手术床上，所有的骨性突起部位均用软垫加以保护，上肢置于身体冠状轴中线的前方，肩部外展小于90°，肘关节屈曲大于90°。
    - 如果术中需要改变患者的体位，则手术区域也要做相应调整。
  - 解剖相关的影像学标志
    - 正位片中棘突应位于正中线（图2-2）。
    - 椎弓根应对称地位于棘突两侧，并且要清楚地显示椎弓根内缘。
  - 手术切口（图2-3）
    - 切口大小：取决于最终的工作套筒的大小（15～26 mm）。

**小贴士**

- 最初的扩张器常被用作骨膜剥离子，可将椎旁肌自椎板上进行骨膜下剥离。建议从内侧开始由棘突向外侧椎板剥离。
- 有时可能需要将腰大肌向后清扫，以确保没有神经走行并安全地置入套管。

**陷阱**

- 外科医生在使用初级扩张器定位解剖标志时可能会遇到困难。因此，需小心谨慎，以确保不会发生诸如扩张器穿入椎板间的问题。
- 持续地将腰丛挤压至横突可能导致神经功能受损。因此，在外侧入路时应减少牵开时间和降低压力。

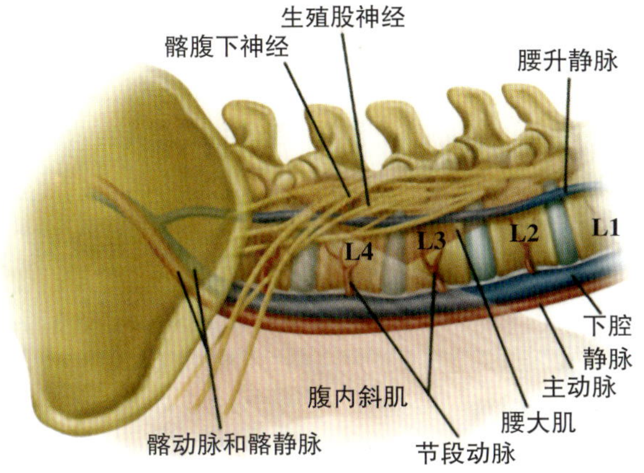


图 2-1　腰丛于下腰段穿出限制了手术的“安全区”

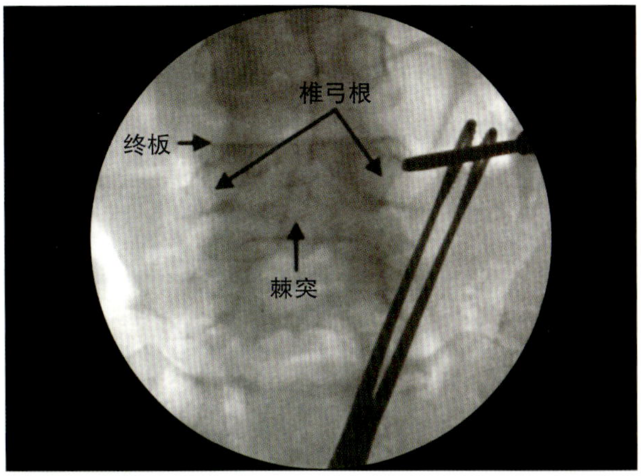


图 2-2　术中荧光透视前后位片。棘突位于正中，椎弓根对称地位于棘突两侧

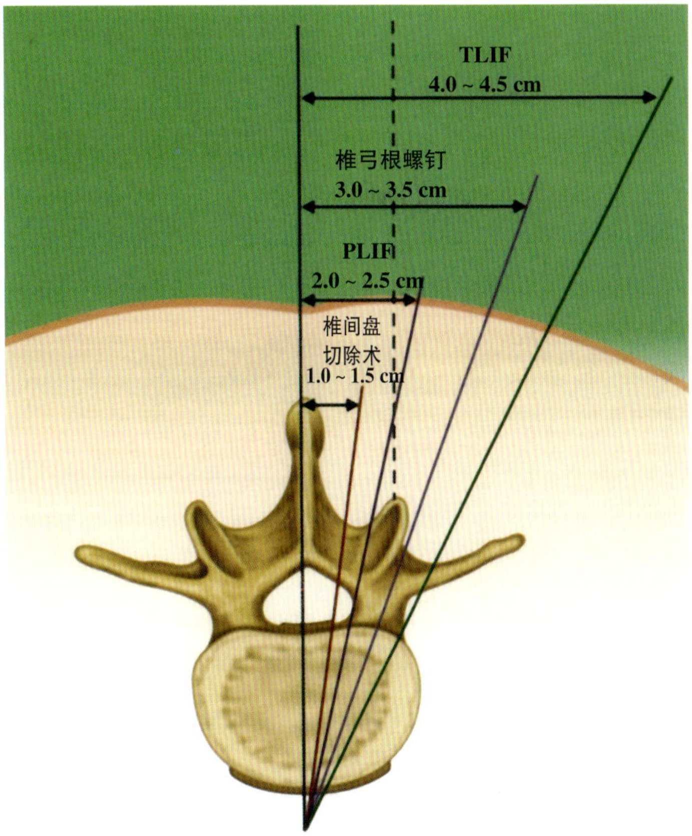


图 2-3　不同微创手术的切口设计。TLIF，颈椎椎间孔入路腰椎椎体间融合；PLIF，后方入路腰椎椎体间融合（Modified with permission from Medtronic，Minneapolis，MN.）

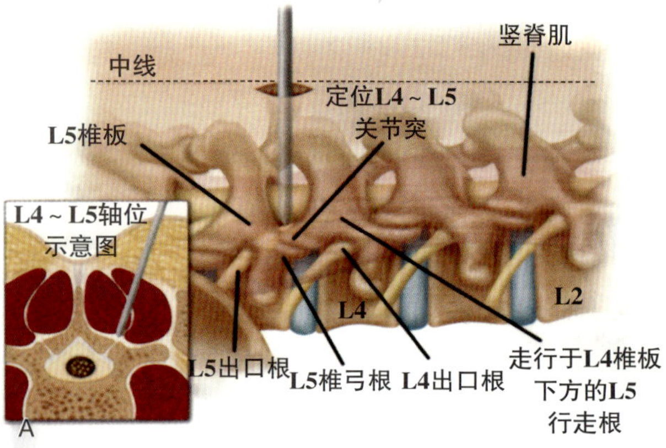


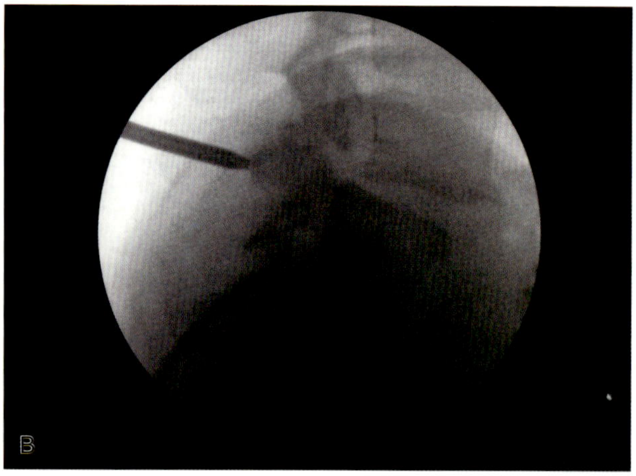


图2-4 A和B　荧光 透视下初级扩张器（A）用于定位椎间隙和分离肌肉间隙（B）

- 切口部位
  - □ 椎间盘切除
    - 旁正中切口：距中线5～10 mm。
    - 侧方切口：距中线30～40 mm。
  - □ 椎板切除：距中线10～15 mm。
  - □ 融合手术：椎弓根中心连线侧方（距中线20～25 mm）。

- 依次切开皮肤和筋膜后，通过椎旁肌Wiltse入路置入初级扩张器。此时可在扩张器内中线处触及棘突，于外侧触及关节突关节。进行腰椎手术时，要将扩张器置于椎板的尾侧，这样可以清楚地显露峡部、椎板和关节突（图2-4A和B）。
- 使用撑开器顺序撑开软组织以建立工作通道。将最终型号的撑开器置入后，将工作通道固定于自由臂上（图2-5A至D）
  - ▪ 需将自由臂置于术者的对侧以免影响其手术操作。
- 术中需反复进行侧位透视以确认手术节段。
- 一旦撑开器的位置确定，则可置入手术显微镜
  - ▪ 根据需要可替代使用外科放大镜。
  - ▪ 也可通过撑开器置入光源，或术者佩戴头灯以增强术野的显露。

**陷阱**

- 在置入初级扩张器时必须小心避免将其插入椎管。

## MISS中应用的撑开器的类型

### 固定通道撑开器（图2-6A和B）

- 设计目的

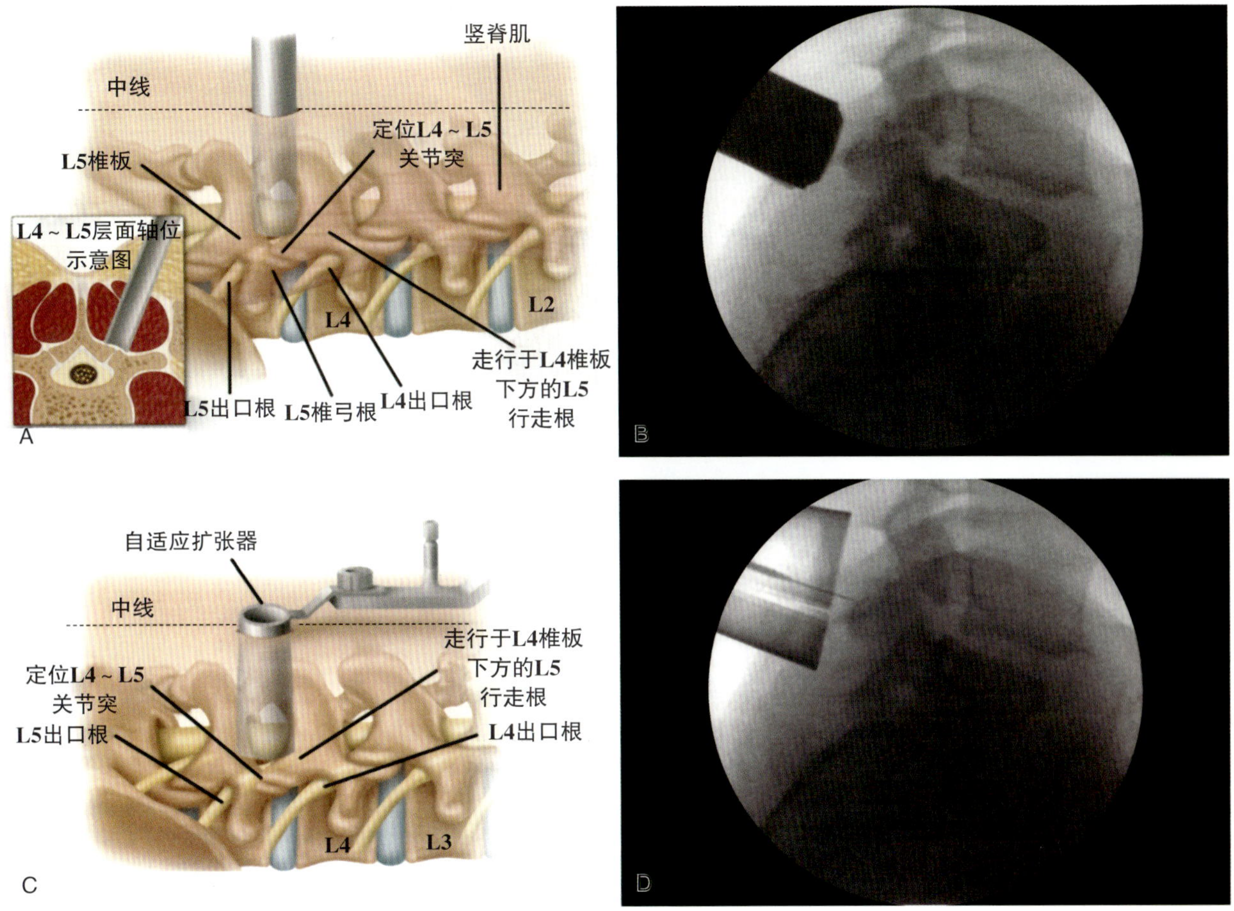


图 2-5A 至 D　通过一系列的扩张器来扩大工作通道（A）。当最终型号的扩张器置入后，术中透视确认其位置（B）。通过置入自由臂固定撑开器（C）并最终通过透视来确认撑开器位于正确的手术节段（D）

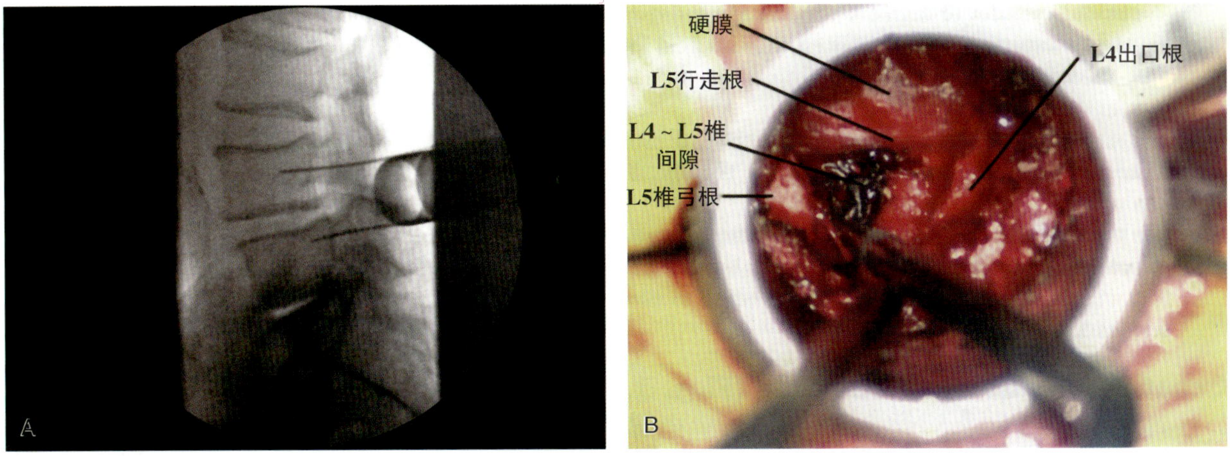


图 2-6 A 和 B　颈椎间孔入路腰椎椎体间融合（TLIF）手术中使用固定通道撑开系统。术中透视（A）和工作通道（B）

  - 微创手术减压（颈椎或腰椎）。
  - 单节段融合。
- 设计特点
  - 薄壁圆柱形设计可使撑开器置于深部组织。可将撑开器通过自由臂连接至手术床。
  - 如果撑开器可置入位置理想，可防止周围椎旁肌和软组织进入手术视野中。
  - 撑开器采用圆柱形或椭圆形设计。椭圆形设计可以在减少内外侧软组织损伤的同时，充分显露头尾端结构以利于置入内固定物
    - 此外，“Wanding”技术（倾斜撑开器以获得更多的角度）可以用来增加手术显露。
  - 通过放大镜或显微镜可以获得更清晰的手术视野。
- 设计局限性
  - 这种静态的非扩张性撑开器可限制视野的可调角度。
  - 这种狭长的工作通道需要特殊的手术器械和相应的手术技巧。通常选择最小的撑开器以缩短工作距离。

## 可扩张通道撑开器（图2-7A至C）

- 设计目的
  - 1～2个节段的融合。
  - 邻近节段椎弓根钉置入。
- 设计特点
  - 可扩张型的管状撑开器在切口深部的撑开范围为2.4～8 cm。
  - 可以同时显露邻近节段的椎弓根，以便于直接置入钉棒系统。
  - 有的撑开器还可以以圆柱形近端为轴转动，以便于扩大手术操作视野。
- 设计局限性
  - 撑开器的开口处比较狭窄，需要使用特殊的器械完成操作。虽然撑开器的最深处可以扩大，但潜在的角度仍然受限。对骨科医生来说也增加了学习的难度。
  - 为了使撑开器在操作界面得到最大限度的扩张，需要剥离更多的软组织。

**小贴士**

- 在进行多节段融合手术时，可使用多个扩张器。但是，当手术节段超过3个或4个节段时，建议交替使用牵开系统。

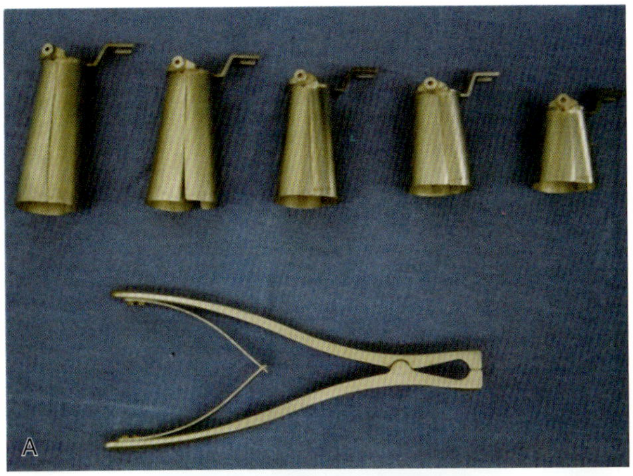


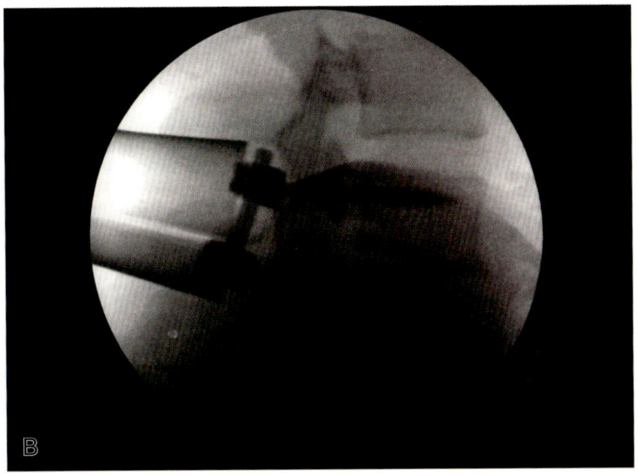


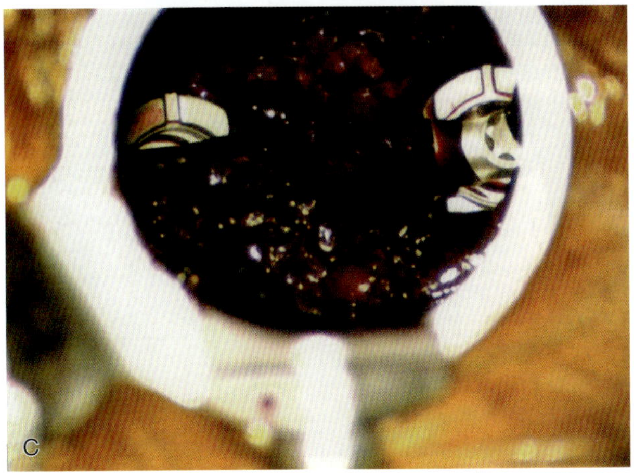


图2-7A至C （A）不同型号的可扩张型撑开器。（B）术中侧位X线片显示扩张器向远端撑开以扩大视野的显露。（C）术中照片显示经可扩张型的撑开器在直视下置入椎弓根钉

## 可扩张叶片撑开器（图2-8）

- 设计目的
  - 独立的可扩张型片状撑开器可以提供更大的手术视野，并且能够使用传统开放手术的器械完成操作（降低了学习难度）。
  - 撑开器的万向可调节性可适用于不同的解剖结构。
- 设计特点
  - 3～4片独立的撑开叶片可以扩张头、尾、内、外侧等不同的方向，以显露手术视野。
  - 手术视野更大，最大可同时显露两个节段。
  - 这些独立的叶片分别安装固定于滑动导轨上，可以进行微调。
  - 为了尽量减小手术切口，撑开器的框架被设计成内部曲线或轴-点式，以对远端进行更大范围的撑开。
  - 有的撑开器具有扩展功能，可以调节到所需要的深度，

**小贴士**

- 管状和叶片状牵开系统需要通过将自由臂固定于手术台上。如果患者术中体位发生改变，手术视野将会受影响。
- 减少撑开器的扩张可以在保证视野充足的同时减少组织破坏和蠕变。

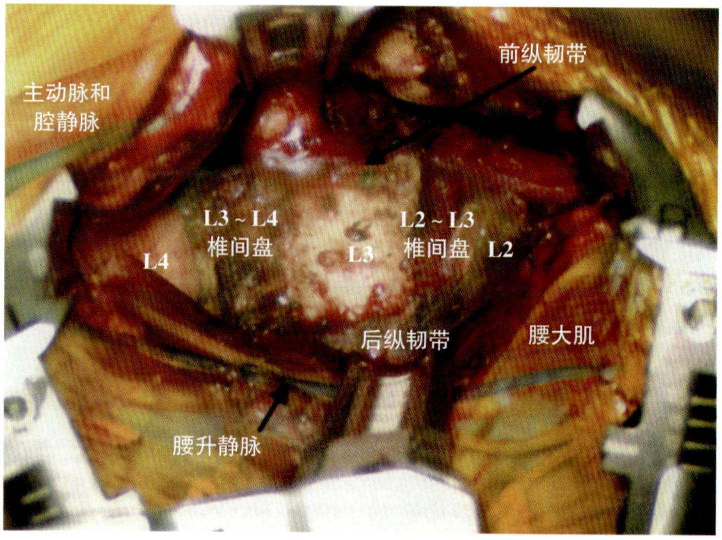


图2-8　侧前方入路腰椎椎体次全切除术中通过使用4个片状撑开器来扩大手术视野

以避免软组织或肌肉组织阻挡手术视野。

- 可扩张型片状撑开器独特的设计特点
  - 部分撑开器可允许术中进行间断的放松，以减少长时间操作对软组织造成的持续性的压力。
  - 通过极外侧入路进行椎间融合时，带有内置神经电生理监测功能的撑开器可以在操作过程中监测神经功能。

- 设计局限性
  - 手术区域更大范围的视野显露势必需要更多的软组织切开和更大的张力，这些有可能会增加术后的疼痛。
  - 撑开系统的安装较为复杂，可能会增加手术时间。
  - 片状撑开器可能会导致术中软组织疝入手术视野，影响手术操作。

### 基于椎弓根钉的撑开器——胸腰椎（图2-9）

- 设计目的
  - 椎弓根钉撑开系统本身是附着于脊柱上，其手术视野不受患者体位的限制。
  - 与传统的撑开系统相比，明显减少了安装时间。
- 设计特点
  - 椎弓根钉是在透视引导下经皮通过可调套筒置入
    - 通过套筒将穿刺针按预先测量的深度置入椎体内。

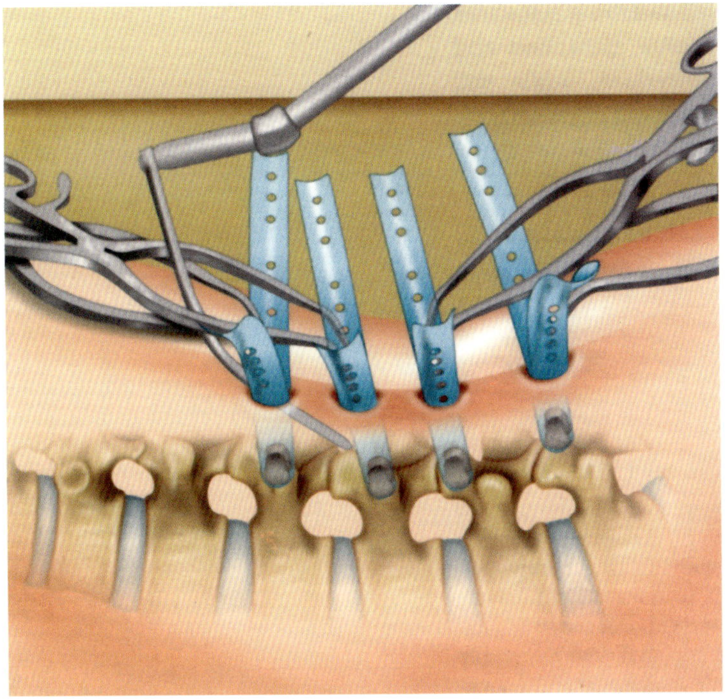

图2-9 基于椎弓根钉的撑开系统示意图（Redrawn with permission from Serengeti，K2M，Inc，Leesburg，VA.）

- 沿套筒放入导丝，拔出穿刺针。然后在导针部位切开皮肤和筋膜。
- 将工作套筒和椎弓根钉依次置入。根据手术节段的多少可以重复上述操作。

■ 使用Gelpi撑开器显露螺钉尾端。

■ 直视下将连接棒由远端螺钉穿入并向上依次穿过同侧每个螺钉的尾端。

■ 独特的设计特点（腰椎椎间融合）

- 这种相对独立的基于椎弓根钉的撑开系统可与可调角度的撑开器套筒联合使用。可以在同时实现头尾侧、内外侧的显露和椎间隙的撑开。

● 设计局限性

■ 在不对称的压力作用下，这种弹性的工作套筒易于损坏。

■ 如果椎弓根钉置入过深，取出撑开器套筒的难度会加大。

■ 虽然这套系统具有很多优点，但其仅适用于腰椎后路椎间融合内固定术。

- 单向的撑开/压力可能会影响螺钉的固定。

## 小结

- 微创手术的目的在于减少导致术后疼痛并延长术后恢复时间的肌肉软组织损伤[1-2]。
- 随着撑开系统的设计的不断进步，微创手术已经广泛地应用于脊柱的各种疾病，包括退变、创伤以及肿瘤。文献报道，微创手术术后效果良好，并发症更少，住院时间更短，出血更少[3]。
- 椎旁正中的手术入路和自适应撑开系统可减少传统开放手术带来的软组织和腱性附着点的剥离，从而可使术后脊柱的动态稳定性得以保持[2]。

## 参考文献

1. Celestre PC, Pazmino PR, Mikhael MM, et al. Minimally invasive approaches to the cervical spine. The Orthopedic Clinics of North America, 2012, 43: 137–147.

**摘要：**回顾性文章，描述了颈椎微创手术相关的目的、适应证、禁忌证、手术技术和术后疗效，结论是：与颈椎开放手术相比，颈椎微创手术可以减轻术后疼痛，减少术中出血，但其临床疗效与开放手术类似。

2. Kim CW. Scientific Basis of Minimally Invasive Spine Surgery—prevention of multifidus muscle injury during posterior lumbar surgery. Spine, 2010, 35: S281–286.

**摘要：**回顾性分析了微创脊柱外科手术的科学和解剖学基础。作者描述了腰椎后路微创手术时如何避免肌腱复合体和神经血管束的损伤。

3. Kazemi N CL, Tredway TL. The future of spine surgery—New horizons in the treatment of spinal disorders. Surgical Neurology International, 2013, 4 (Supple 1): S15–S21.

**摘要：**回顾性描述了MISS、机器人和导航、运动保留和生物学固定的优势所在。作者认为，目前由于手术撑开系统的改进，与开放手术相比，MISS的治疗适应证更加广泛，疗效好，并发症少，住院时间短，术中失血少。

# 第 3 章

# 微创后路颈椎椎间孔切开减压术

*Alejandro Marquez-Lara, Alpesh A Patel, Kern Singh*
译者　李长青　审校　毛克亚

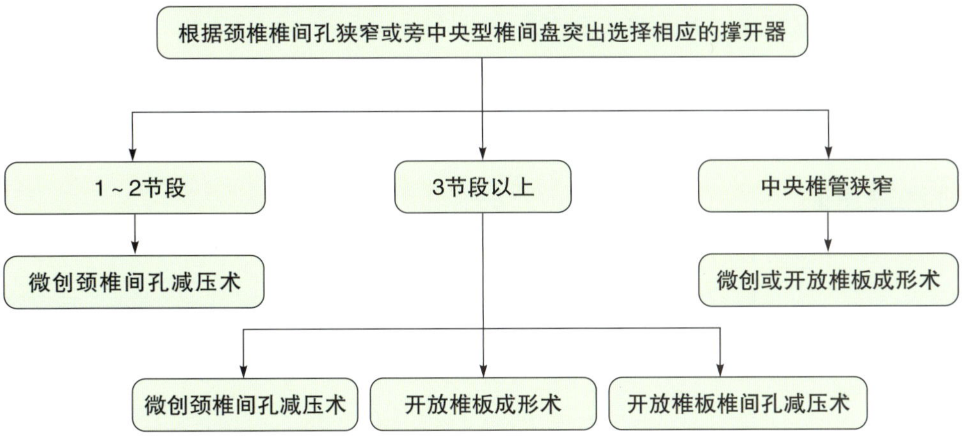


## 临床病例

患者女性，57 岁，主诉左上肢疼痛、麻木半年。疼痛自颈部、肩部放射至左手桡侧两手指。查体发现患者 C6 神经根受损表现，具体表现为左腕背伸肌力明显减弱，没有明显的脊髓损害表现。经过物理治疗和镇痛药等保守治疗后，症状仍反复发作。

## 影像学诊断

- 颈椎 X 线片：正位和侧位 X 线片（过伸过屈位）
  - 对于排除因颈椎不稳需行颈椎椎间融合术者很重要。
- 磁共振成像（magnetic resonance imaging，MRI）（图 3-1）
  - 对于评估是否有神经受压和受压的严重程度很有必要。
- 计算机断层扫描（computed tomography，CT）

**影像学检查小贴士**

- 侧旁矢状位和斜位 MRI 影像（T1 加权）有助于判断椎间孔狭窄的程度。
- 对于脊髓的骨性压迫和以前有内固定置入的患者，优先采用 CT 脊髓造影检查。

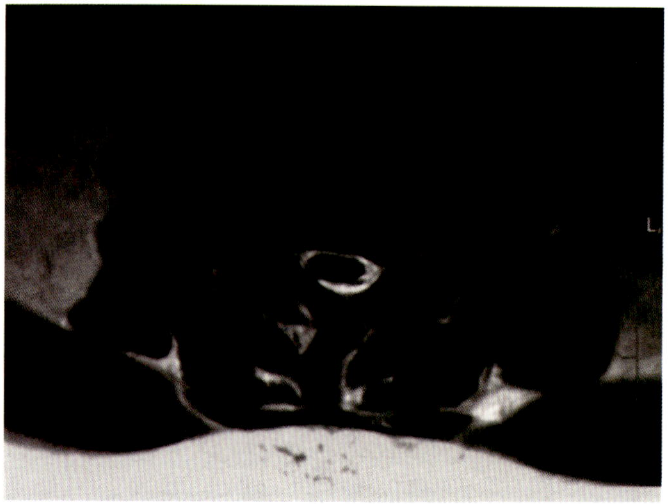

图3-1 术前轴位MRI显示C4 ~ C5左侧椎间孔狭窄伴轻度中央椎管狭窄

- 可鉴别软性椎间盘突出、骨赘以及钙化的椎间盘。
- CT脊髓造影术适用于无法行MRI检查的患者（如安装了眼植入物、心脏起搏器的患者）。

## 手术适应证和禁忌证

### 手术适应证

- 单节段或多节段的中央椎管狭窄或椎间盘突出引起的椎间孔狭窄。
- 孤立型颈椎椎间孔狭窄。
- 多节段颈椎椎间孔狭窄，无中央椎管狭窄。
- 前路颈椎间盘摘除植骨融合内固定术或前路颈椎间盘置换术后持续根性放射症状者。

### 手术禁忌证

- 浅表组织感染者。
- 既往行气管切开术者。
- 既往行颈前部放疗者。

**手术适应证小贴士**

- 根据突出的椎间盘是脊髓压迫还是神经根压迫确定是否可行后路手术。

**手术禁忌证**

- 中央型椎间盘突出或骨赘压迫。
- 中央椎管狭窄引起的脊髓型颈椎病。
- 后纵韧带骨化。
- 后凸畸形。
- 颈椎不稳。

## 手术设备和器械

- 术中透视设备（C形臂）。
- 显微镜。
- 各级扩张套管。

- 通道式撑开器（16 ～ 21 mm）以及固定臂。
- 显微手术器械
  - 咬骨钳
    - 髓核钳。
    - 枪状咬骨钳。
  - 显微刮匙。
  - 高速磨钻。

## 手术体位和设备摆放

- 患者呈仰卧位行气管插管术。
- 用Mayfield三点固定头架或Gardner-Wells牵引弓固定头部。
- 改良俯卧位
  - 将患者放置呈俯卧位
    - 在患者骨性凸起部位给予合适的软垫保护。
    - 在患者胸部两侧放置长软卷以减轻其腹部的压力，或使用开放式Jackson架。
  - 调节手术床使患者呈30°头高足低位，以确保术区高于心脏，减少静脉出血。
  - 患者头部轻度前倾以增加椎管容积（图3-2）。
- 半坐位
  - 患者从仰卧位前屈至坐位，以使其颈椎长轴与地面垂直。
- 术者站在术区同侧。
- 术中透视和影像导航放置于术区对侧。

**体位摆放小贴士**

- 摆放改良俯卧位时，首先屈曲患者膝关节，以防止患者从手术床上滑落。
- 向下牵拉肩关节以减少术中透视时其他部位对下颈椎的遮挡。

**体位摆放陷阱**

- 半坐位可导致空气栓塞。怀疑有空气栓塞时，可应用心前区多普勒超声检查确诊。

## 手术相关解剖和显露

- C2和C7的棘突可作为体表标志物（图3-3）。
- 颈椎侧位片可准确定位手术节段。
- 标记拟手术区并在拟手术部位给予局部浸润麻醉。
- 在病变节段同侧旁开后正中线5 ～ 10 mm做一个15 mm的切口。
- 纵向分离与皮肤切口等长的筋膜，在术中透视引导下，小心放入第一级扩张套管（图3-4）。
- 逐级置入扩张套管（图3-5），当末级扩张套管放入后，放

**手术相关解剖和显露小贴士**

- 切开筋膜以便放入扩张管道。
- 如果无法顺利放入套管，可用组织剪钝性分离肌肉和筋膜。

**手术相关解剖和显露陷阱**

- 应避免使用克氏针或小型扩张套管，以免穿进椎板间隙。

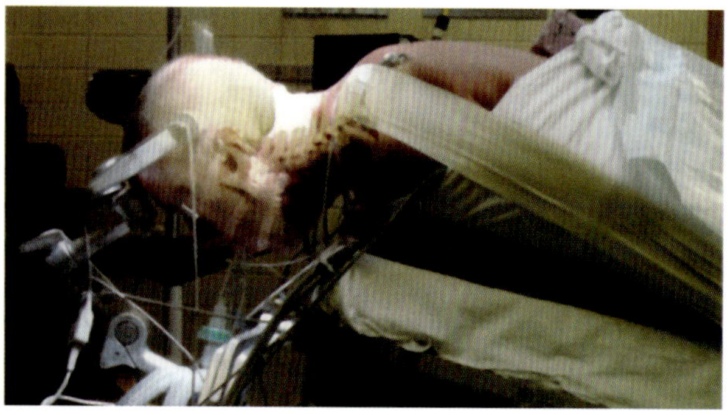

图3-2 改良俯卧位。患者颈椎前屈可扩大椎管容积

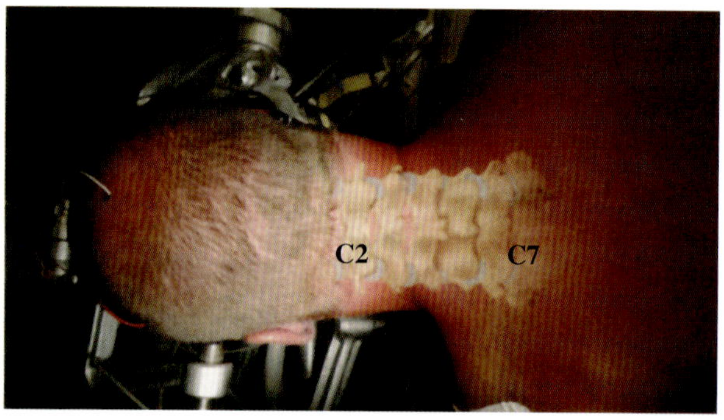


图3-3 C2和C7棘突为颈椎后方重要体表标记。术中触摸此结构可帮助确定手术区域

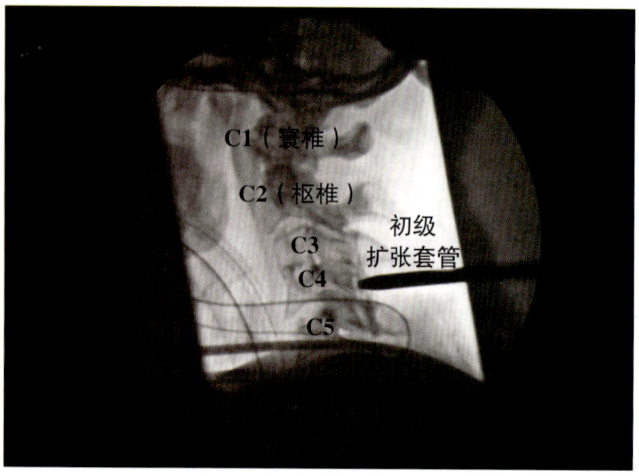


图3-4 术中侧位片显示置入初级扩张套管

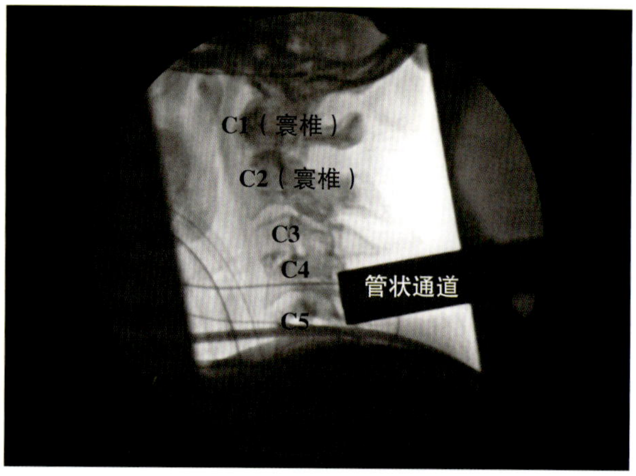


图3-5 逐级置入扩张套管可减少工作通道对肌肉和软组织的损伤。在术中侧位片上可见工作通道的位置

入管状撑开器并将其固定在固定臂上。

- 用电刀和髓核钳清除通道内肌肉和软组织，暴露侧块、关节突关节和椎板间隙（图3-6）
  - 此时需要应用术中透视确定扩张通道位于正确节段。

## 手术具体步骤

- 第一步
  - 用高速磨钻磨除头侧椎下关节突的内侧1/3，并暴露尾侧椎的上关节突（图3-7）
    - 切除上位椎的部分椎板可暴露遮挡上关节突的黄韧带的侧面。
    - 用1 mm或2 mm枪钳仔细切除黄韧带。
- 第二步
  - 用磨钻或枪钳切除尾侧上关节突的内1/3（图3-8）。

**第一步操作小贴士**

- 上关节突是骨性压迫以及椎间孔背侧狭窄的主要影响因素。

**第二步操作小贴士**

- 探查关节突的大小可帮助确定暴露范围，避免暴露整个关节囊。
- 关节突-椎板连接处可作为切除关节突内缘的标志。

**第二步操作陷阱**

- 切除关节突时，可能会碰到硬膜外静脉丛。可用双极电凝、骨蜡或止血剂进行止血。
- 切除50%以上的关节突可能会导致术后颈痛或颈椎不稳。

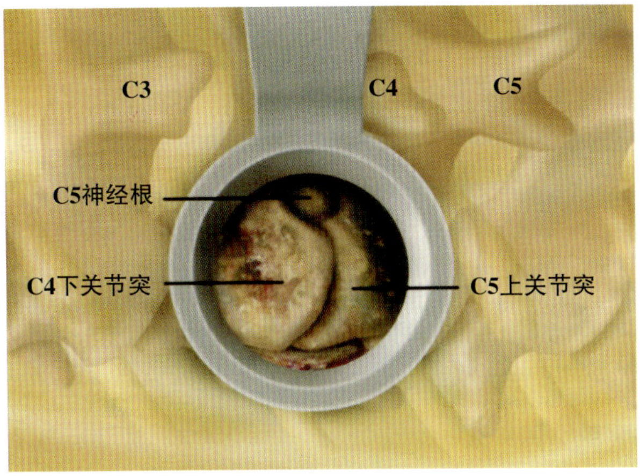


图 3-6　清除术野中软组织后示意图。通道下清楚地显露了上关节突和下关节突

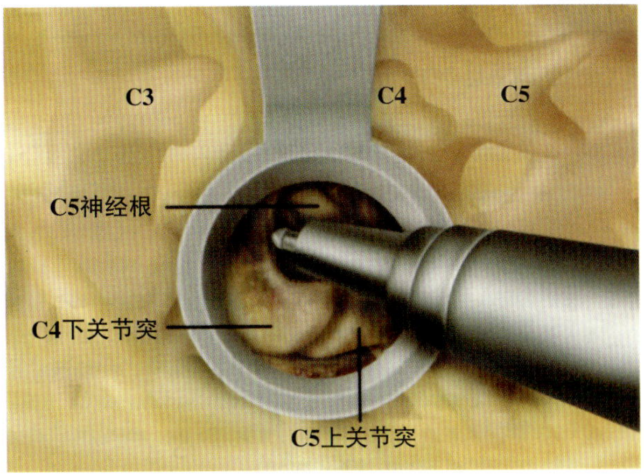


图 3-7　高速磨钻磨除下关节突的内侧缘

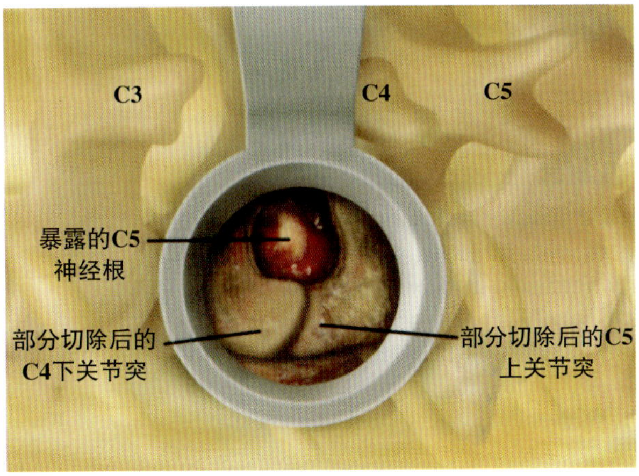


图 3-8　磨除关节突后可见神经根

- 第三步
  - 用神经剥离子从内到外仔细分离神经。通过探查神经根腹侧可辨别突出的椎间盘和骨赘
    - 确认神经后，将神经根牵拉至头侧，然后摘除突出的椎间盘。
- 第四步
  - 由内到外探查神经根的腹侧和背侧的减压是否彻底，以神经探子能轻松地通过椎间孔为减压彻底的标志。
- 第五步
  - 关闭切口前，用大量抗生素溶液冲洗切口并彻底止血。
  - 最后术区给予局部浸润麻醉以缓解术后疼痛。
  - 逐层关闭切口有助于减少术后感染的发生。

**第三步操作小贴士**

- 可磨除尾侧椎弓根的上内 1/4，这样可以避免腹侧残留，并且可避免过度牵拉神经根。

**第三步操作陷阱**

- 应避免将前角运动神经元误认为是突出的椎间盘而造成损伤。

## 术后管理

### 并发症

- 切口表浅感染
  - 大部分可通过口服抗生素治愈。
  - 如果需要，可打开切口彻底清创。
- 硬膜囊损伤
  - 术中可用肌肉、脂肪或凝胶泡沫覆盖硬膜囊，然后采用纤维蛋白胶或人工合成黏合剂修补。
  - 如果损伤面积较大，则术后放置2～3天的脑脊液引流管预防切口脑脊液漏。
  - 由于微创手术区域的死腔较小，术后形成假性脑膜膨出和脑脊液表皮漏的病例罕见。
- 一过性神经根瘫痪
  - 见于术后神经根水肿、神经根缺血后的血管再生。
  - 常发生在C5神经根。
  - 多见于术后24～48小时内。
  - 密切观察患者的病情、复查影像学资料，评估是否存在残留压迫。
  - 大部分患者可通过保守治疗缓解。

**并发症小贴士**

- C5神经根紧贴硬膜囊走行，与硬膜囊之间的夹角最陡。

## 手术预期疗效和不良事件

- 在椎间孔狭窄或旁中央椎间盘突出引起神经根性症状的患者，87%～97%可通过微创后路颈椎间孔减压术使症状缓解[1-4]。
- 行微创手术的患者，术中出血量、住院时间、术后镇痛药用量都明显减少。
- 后路微创颈椎椎间孔减压术的并发症发生率为2%～9%
  - 脑脊液漏、表浅切口感染和神经根损伤是术后最常见的并发症。

## 参考文献

1. Hilton DL Jr. Minimally invasive tubular access for posterior cervical foraminotomy with three-dimensional microscopic visualization and

localization with anterior/posterior imaging. Spine J: Official Journal of the North American Spine Society, 2007, 7: 154–158.

**摘要：**作者分析了运用手术显微镜行微创后路颈椎间孔减压术的疗效。对222例患者进行了至少2年的随访，最终210名患者（94.6%）的术前症状得到缓解，9名患者（4.1%）的疼痛得到缓解，3名患者（1.3%）术后存在持续性疼痛或出现疼痛加重的情况。

2. Winder MJ, Thomas KC. Minimally invasive versus open approach for cervical laminoforaminotomy. Can J Neurol Sci, 2011, 38: 262–267.

**摘要：**作者进行了一组开放与显微镜辅助通道下颈椎间孔减压术的回顾性病例对照研究。此项研究纳入107例患者，结果显示，行显微镜辅助通道下颈椎间孔减压术的患者可与开放手术得到同样的效果，并且在术中出血量、术后镇痛药剂量以及住院时间上明显少于开放手术。

3. Caglar YS, Bozkurt M, Kahilogullari G, et al. Keyhole approach for posterior cervical discectomy: experience on 84 patients. Minimally invasive neurosurgery: MIN, 2007, 50: 7–11.

**摘要：**作者报道了84例行显微镜辅助下后路锁孔椎板、椎间孔减压术的患者，并对手术技巧、优势以及不足进行了讨论。这篇文献显示，在有适应证的人群中，"锁孔技术"可在最小的损伤下获得最好的疗效。

4. Witzmann A, Hejazi N, Krasznai L. Posterior cervical foraminotomy: A follow-up study of 67 surgically treated patients with compressive radiculopathy. Neurosurg Rev, 2000, 23: 213–217.

**摘要：**作者报道了通过显微镜辅助下后路颈椎间孔减压术治疗单侧椎间孔疾病的病例研究，此项研究总共纳入67例患者。通过3年的随访发现，93%的患者获得了完全或部分缓解。作者总结，术前仔细选择合适适应证和相应的微创手术技术是疗效的关键。

# 第 4 章

# 微创后路颈椎椎板切除减压术和颈椎融合术

*Sreeharsha V Nandyala, Damandeep Singh Makkar, Alpesh A Patel*
译者　李长青　审校　毛克亚

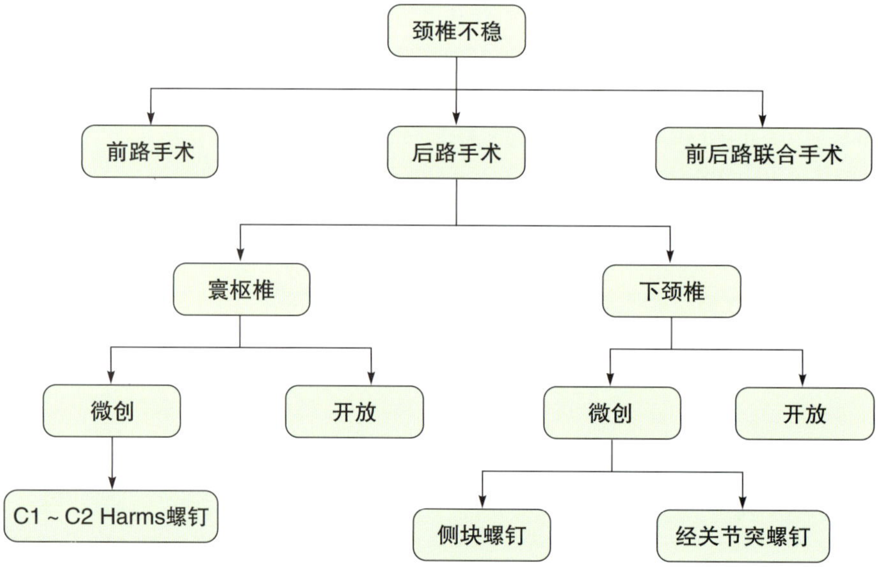


## C1 ～ C2 融合术

### 临床病例

患者女性，47 岁，有多年类风湿关节炎病史。主诉颈部疼痛并放射至枕部，并且前屈时症状加重。另外，患者诉步态不稳以及上肢精细动作障碍，并且进行性加重。否认外伤史。查体发现，双侧 Hoffmann 征阳性，双下肢腱反射亢进，第一足趾位置觉减退，步态不稳。

## 影像学诊断

- 颈椎X线片（图4-1A和B）
  - 正位和侧位X线片（过伸过屈位）。
  - 张口位片（寰齿间距和侧块是否移位）。
- 计算机断层扫描（CT）
  - 轴位和矢状位重建可显示横突孔和椎动脉周围骨质解剖细节。
- 磁共振成像（MRI）
  - 可评估寰椎横韧带的完整性。
  - 可确定类风湿关节炎的病情（C1 ～ C2血管翳是否压迫脊髓，颅底凹陷是否压迫脑干，以及是否有枢椎半脱位）。

**C1 ～ C2影像学检查小贴士**

- 颈椎不稳的影像学指标：①寰齿间距＞3 mm；②椎管直径＜13 mm；③寰齿后间距＜12 mm。
- 确定C2椎体解剖数值可指导C2螺钉固定的安全位置（C2经关节突固定；C2侧块或椎弓根螺钉；C2椎板螺钉）。

## 手术适应证

- 寰枢椎不稳
  - 创伤性
    - 寰椎横韧带破裂。
    - Ⅱ型和Ⅲ型齿状突骨折。
    - C1和C2骨折。
    - 旋转不稳定。
  - 先天性疾病
    - 齿状突发育不良。
    - 游离齿状突。

**争议**

- 对于颈椎创伤患者，由于原有解剖结构破坏较大，故多采用传统手术方式。若需行微创手术，则应在影像引导下进行。

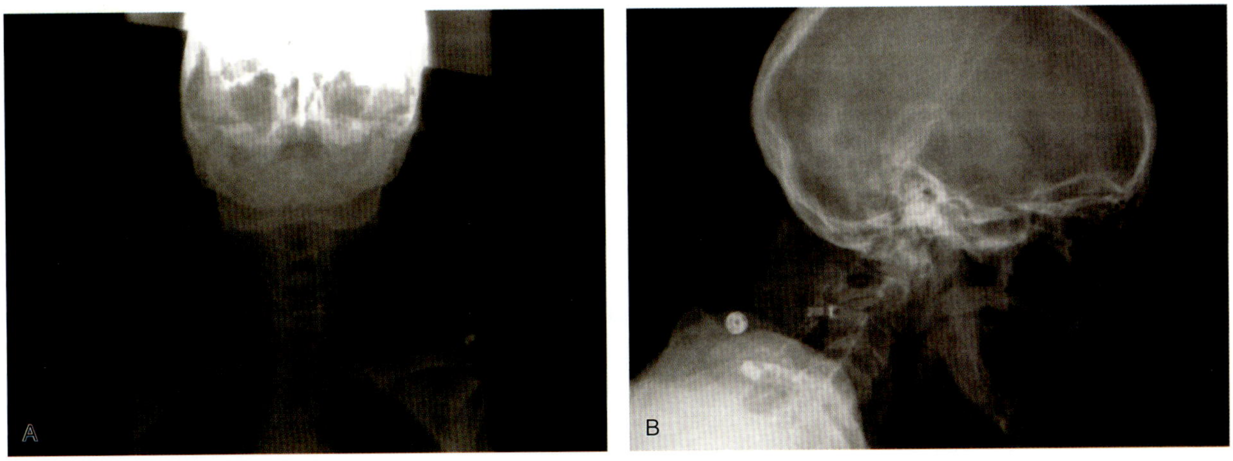


图4-1 A和B　术前颈椎正位片（A）和侧位片（B）显示C1 ～ C2

    - 寰椎枕骨化伴C1～C2不稳。
    - 其他先天性畸形（如Klippel-Feil综合征）。
  - 炎症性
    - 风湿性关节炎。
    - 强直性脊柱炎。
  - C1～C2骨关节炎。
  - 特发性
    - 不融合
      - C1～C2后路融合术后不融合。
  - 感染性
    - 骨髓炎。
  - 肿瘤

## 手术设备和器械

- 术中透视或高级影像导航。
- Jackson架。
- Mayfield头架。
- 显微镜或带放大镜的头灯。
- 撑开器
  - 管状撑开器（16～21 mm）。
- 咬骨钳
  - 髓核钳。
  - 枪状咬骨钳。
- 显微刮匙和角度刮匙。
- 高速磨钻。
- 引导线（克氏针）。
- 螺钉（C1侧块螺钉和C2峡部钉）。

## 体位摆放和设备摆放

- 患者仰卧位行气管插管术。
- 神经电生理监控和肌电图，经颅感觉、运动诱发电位。
- 将患者放置于Mayfield三点支撑架上。
- 体位
  - 患者取俯卧位（图4-2）
    - 在患者骨性凸起部位放置合适的软垫。

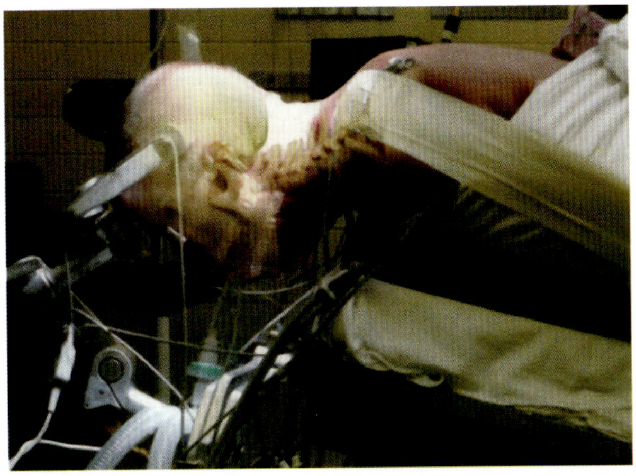

图 4-2　患者取俯卧位，用Mayfield头架轻轻固定患者颈部并使其轻度前屈

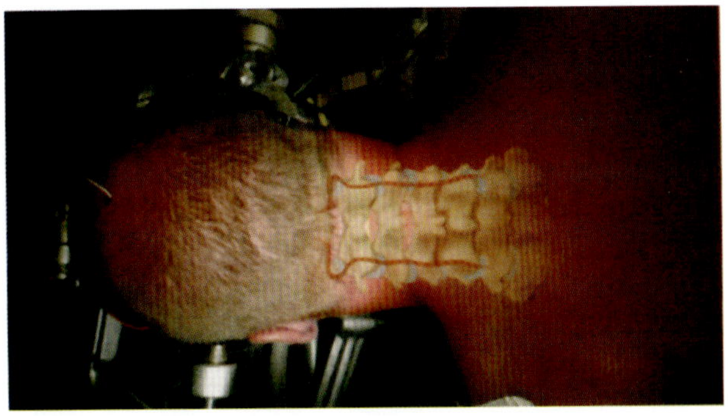

图 4-3　椎动脉在颈椎骨性结构的走行情况的体表投影

- 在患者胸部放置泡沫卷以减轻其腹部的压力
  - □ 或使用开放式杰克逊架。
- ■ 如果需要，可将C1 ~ C2关节轻度牵拉，同时使下颏向尾侧轻度旋转。
- ■ 下颌尽量贴近胸壁可减少枕骨与C1后弓的重叠。
- ■ 将手术床调至30°头高脚低位，这样可使术野高于心脏而减少静脉出血。

- 术中影像设备应放置于术区的对侧。

## 手术相关解剖

### 神经血管结构

- 颈动脉
  - ■ 中立位时，颈内动脉距离C1侧块前皮质2 ~ 4 mm。
- 椎动脉
  - ■ 在C1水平，椎动脉在中线旁开1.5 cm处进入颅内（图4-3）。
- C1和C2神经根
  - ■ C1神经根走行于后弓的沟内，与椎动脉伴行，向后走行于寰椎侧块后方。
  - ■ C2神经根位于C1 ~ C2关节背侧，在两个后弓之间
    - C2神经周围分布着大量硬膜外静脉窦，所以此处出血较常见。

**相关解剖小贴士**

- 有3% ~ 15%的患者其椎动脉走行于拱形孔内，此拱形孔由一层薄薄的骨质构成（后沟）。手术时，应与C1椎板相鉴别，术前CT可提供鉴别。

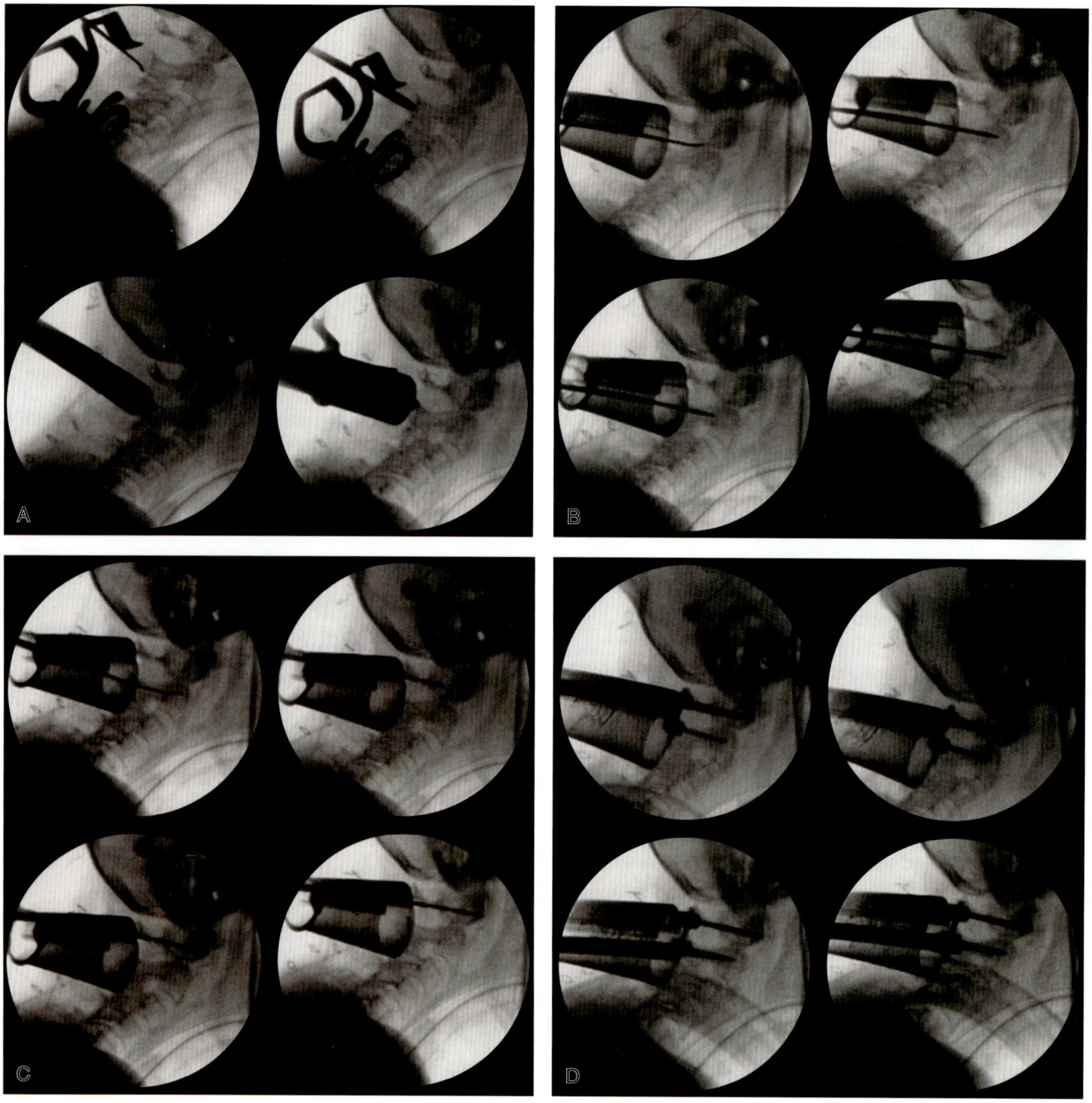


图4-4 A至D　Taghva报道的C1 ~ C2固定融合术[12]

## 手术具体步骤

### C1侧块和C2峡部钉棒重建——Harms技术（图4-4A至D）

- 第一步
  - 透视下，穿刺针在中线旁开5 ～ 10 mm处沿C2棘突方向插入。
  - 然后使穿刺针继续深入，直至C2侧块表面。
  - 以穿刺点为中心纵行切开皮肤20 ～ 30 mm。

- 纵行切开与皮肤等长的筋膜，在透视下插入初级扩张套管。

- 第二步
  - 在椎旁肌间隙内逐级置入扩张套管。
  - 套管应直抵C1 ～ C2关节表面。
  - 放入末级扩张套管后，再安置工作套管，并将其固定于固定臂上。
  - 用电刀和髓核钳清除通道内肌肉和软组织，暴露侧块和关节突关节
    - 如果撑开器位置安置正确，可清晰地辨认椎板、关节突和侧块。
- 第三步
  - 暴露C1侧块的头端，于静脉丛处用双极电凝止血。
  - 可采用止血材料（如凝胶泡沫、凝血酶）进行止血。
  - 骨膜下剥离C1后弓下方和侧块可减少出血。
- 第四步
  - 在C1侧块和后弓交点处钻孔。
- 第五步
  - 通过侧位片，以内倾10°、头倾20°方向置入C1螺钉，以获得双皮质螺钉固定。
  - 在侧位片上，C1螺钉的轨迹应在C1前弓投影的中下1/3，否则螺钉会穿入寰枕关节。
  - C1螺钉不应超过C1前弓，否则会穿破C1前皮质而增加损伤颈内动脉的风险。
- 第六步（图4-5）[2]
  - C2峡部螺钉的进针点应在C2峡部内上象限。
  - 用2 mm钻头穿至对侧皮质
    - 进针方向应头倾20° ～ 30°，内倾角度应根据C2峡部的内壁和上壁决定。
    - 直接探测C2椎弓根内上侧缘可帮助确定正确的进针方向。
- 第七步（图4-6）
  - 用球形探针确认钉道四壁完整，置入合适长度的直径3.5 mm的万向双皮质螺钉。
- 第八步（图4-7A至D）
  - 螺钉置入完毕后，选择合适长度的连接棒放入头端螺

**C1 ～ C2侧块螺钉置入小贴士**

- 双皮质C1侧块螺钉置入可能损伤颈内动脉和前皮质。
- 内倾10°进钉可以避免损伤颈内动脉。
- 如果置钉时已经刺入关节突关节，新的置钉点可选择高于原置钉点1 mm处，并以更大的头倾角置入。

**陷阱**

- 由于手术时并不能直视病变节段，此项技术学习曲线比较陡峭。
- 如果剥离时超过了侧块的范围，则可能造成出血。

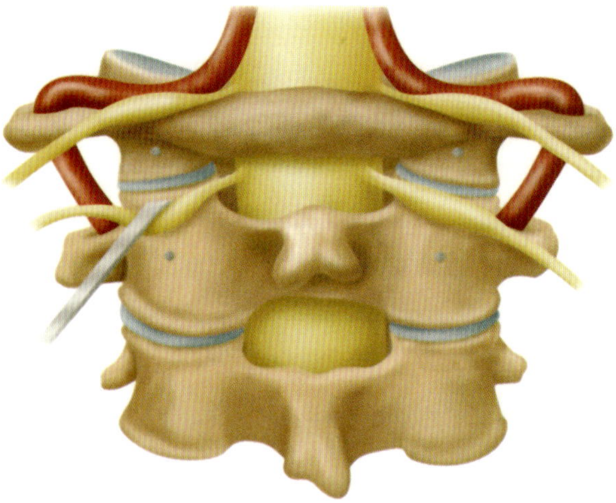

图4-5　C1和C2后面观。Harm技术中C1和C2进钉点[2]

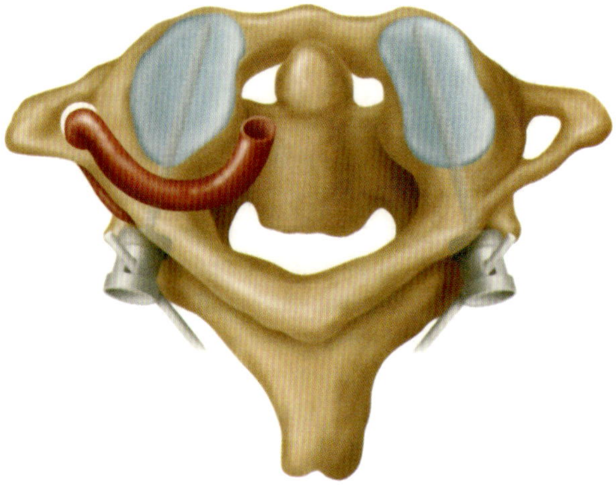

图4-6　轴位像上显示寰椎双皮质万向螺钉[2]

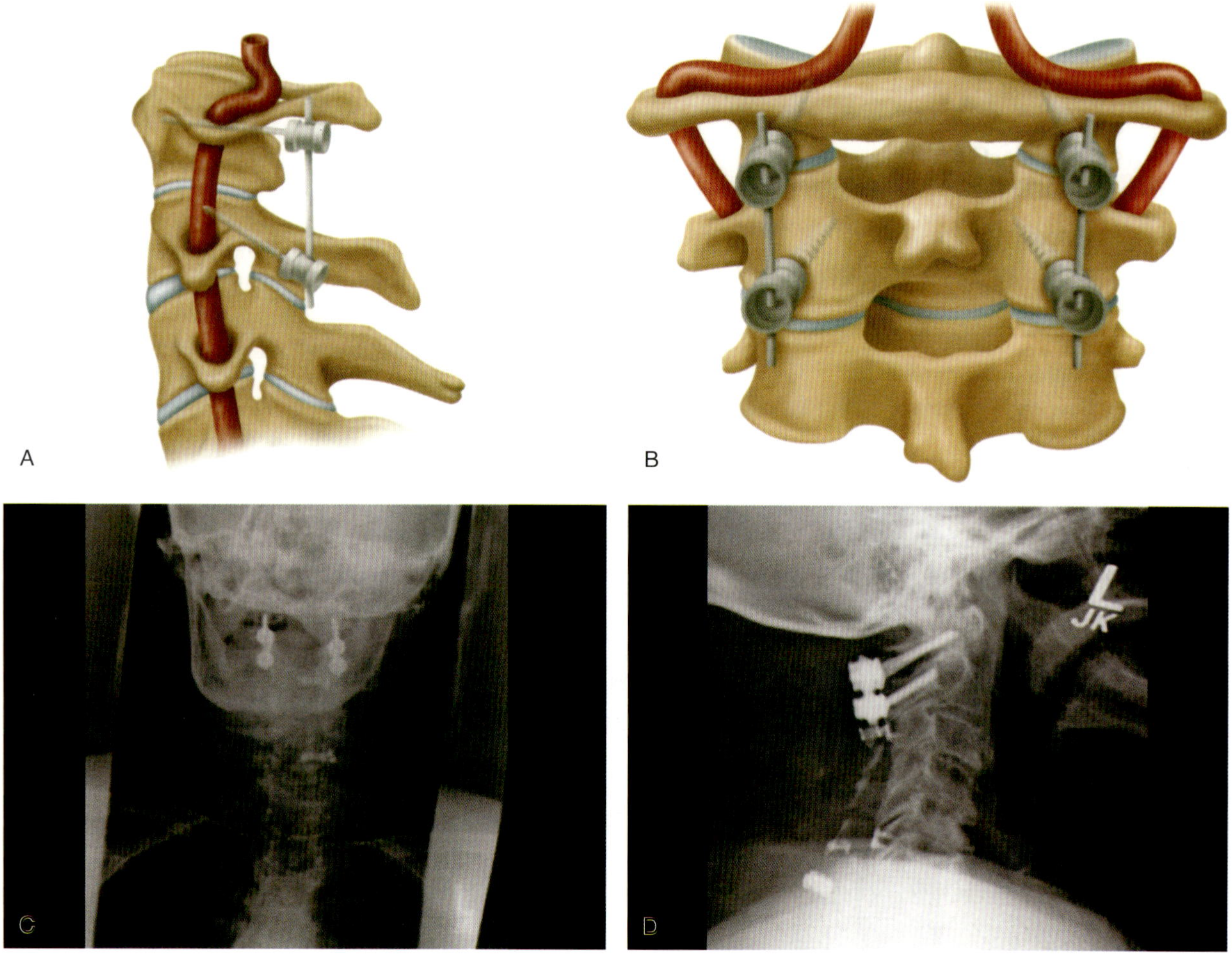


图4-7A至D　（A和B）C1 ~ C2万向螺钉置入示意图。（C和D）C1 ~ C2螺钉置入术后正侧位片[2]

钉中。

- 轻轻提起撑开器，以便于将连接棒放入尾侧螺钉中。

## 下颈椎椎板切除减压术和融合术

### 临床病例

患者男性，65岁，主诉颈痛伴颈部肌肉僵硬9个月来院。患者同时伴有右上肢麻木、刺痛感，并且精细动作进行性功能障碍。查体发现，右侧C5神经根病变伴有右手脊髓受压表现，患者三角肌肌力减弱伴右手臂外展功能障碍，Hoffmann征阳性，右侧桡骨膜反射亢进，无行走功能障碍。患者上述症状在保守治疗后反复出现。

### 影像学诊断

- 颈椎X线片（图4-8）
    - 正位和侧位X线片（过伸过屈位）。
- 计算机断层扫描（CT）
    - 轴位和矢状位重建可反映各部位包括横突孔骨质的解剖细节。
- 磁共振成像（MRI）
    - 可评估脊髓形态和椎管狭窄的情况。

### 下颈椎椎板切除手术适应证

- 颈椎病

**影像学检查小贴士**

- 如果患者既往植入过内植物，则CT是观察骨性结构和神经压迫的最好的辅助检查手段。

**椎板切除术适应证小贴士**

- 根据突出的椎间盘是压迫脊髓或神经根确定是否可行后路手术。通常突出的椎间盘越靠外，后路手术越容易切除。

**椎板切除术禁忌证**

- 中度或重度的后凸畸形。
- 血管疾病。
- 颈痛明显。

**椎板切除术争议**

- 有颈前凸轻度丢失的患者，或有颈椎轻度后凸但可以纠正并有微创椎板切除术可能的患者。

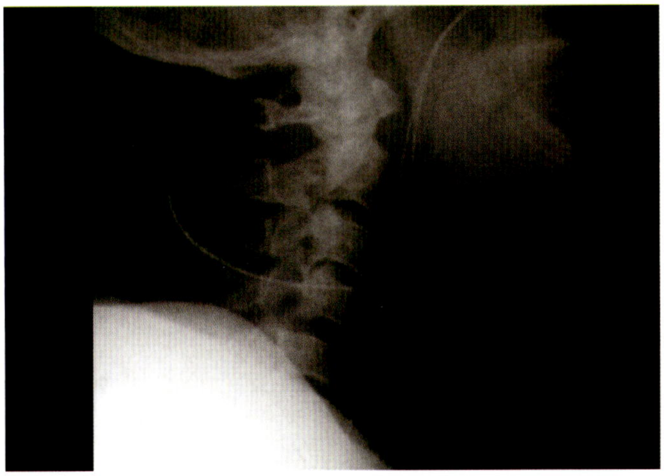

图4-8　术前侧位X线片显示C4～C5双侧关节突关节脱位

  - 神经根型颈椎病——突出椎间盘压迫神经。
  - 脊髓型颈椎病。
- 椎管占位。
- 硬膜外感染。
- 黄韧带增生和钙化。

## 下颈椎融合术手术适应证

### 下颈椎侧块钉棒重建

- 下颈椎不稳
  - 创伤性
    - 小关节骨折脱位。
    - 椎间盘-韧带复合体不稳。
  - 医源性
    - 椎板切除术后综合征。
    - 颈前路融合术后假关节形成。
  - 感染
  - 肿瘤

### 下颈椎经关节突螺钉固定

- 主要用于颈椎前路融合术后的辅助固定

**下颈椎侧块螺钉固定禁忌证**

- 椎动脉畸形。
- 侧块发育不良。
- 粉碎性侧块骨折。

## 手术设备和器械

- 术中透视或影像导航仪。
- Mayfield头架。
- 显微镜或放大头灯。
- 工作通道
  - 不可扩张工作通道（16～21 mm）用于单节段或两节段融合。
  - 可扩张工作通道（20～30 mm）主要用于多节段病例。
- 咬骨钳
  - 髓核钳。
  - 枪状咬骨钳。
- 显微刮匙和角度刮匙。
- 高速磨钻。

- 导针（克氏针）。
- 螺钉
    - 侧块螺钉。
    - 关节突螺钉。

## 手术体位和设备摆放

- 患者取仰卧位行气管插管术。
- 检测脊髓和神经的运动、感觉诱发电位。
- 采用Mayfield三点支撑头架固定患者的颈部。
- 改良俯卧位
    - 患者取俯卧位（见图4-2）
        - 在患者骨性突起处放置软垫。
        - 在患者胸部两侧放置长枕以减轻腹内压。另外可以使用Jackson架。
    - 调整床的结构使患者呈30°反Trendelenburg体位，这样会使术区高于心脏位置而减少静脉出血。
- 半坐位
    - 患者从仰卧位前屈至坐位，保持颈椎长轴与地面垂直。
- 收紧Mayfield头架，并通过U形架固定在手术床上。
- 术中透视设备放置于术者的对侧。

**颈部体位小贴士**

- 椎板切除术时头部稍前屈，使椎板间隙增大，椎管容积加大。
- 颈椎融合术时，保持颈部中立位可避免将颈椎固定于过伸或过屈位。

**体位陷阱**

- 半坐位手术时存在空气栓塞的理论风险，采用经颅多普勒超声监测可预防此并发症。

## 手术相关解剖

- 下颈椎
    - 椎板较薄。
    - 椎弓根小，内聚。
    - 关节突关节
        - 包括侧块的上下关节突。
        - 关节面位于冠状位，头端-尾端成45°角。
- 椎动脉（见图4-3）
    - 从相应的锁骨下动脉发出，在C7～T1水平沿颈长肌前缘上行。
    - 于C6水平进入椎管。
    - 在C1水平，椎动脉在中线外侧1.5 cm处进入颅内
        - 在C1～C2水平置钉时，应避免超过中线1.5 cm。

**相关解剖小贴士**

- 有5%的人的椎动脉会从C7横突孔中穿过，所以在行C7椎弓根和侧块固定时应注意避开C7横突孔。

## 手术技术

### 下颈椎椎板切除术

#### 手术显露

- 术前颈椎侧位片定位手术节段。
- 术区用利多卡因加肾上腺素局部麻醉。
- 在手术节段后正中线旁开10～15 mm处纵行切开皮肤20～25 mm。
- 纵行切开与皮肤等长的筋膜，在透视下插入初级扩张套管（图4-9）。
- 在椎旁肌间隙内逐级置入扩张套管（图4-10）。
- 一旦置入末级扩张套管，再放入可扩张工作通道，并固定于固定臂上
  - 将16～18mm工作通道放置于椎板和关节突连接处。
  - 将工作通道内倾可暴露棘突根部和关节突的内侧面。
- 用长柄电刀和髓核钳清除通道内肌肉和软组织以暴露关节突内侧
  - 如果通道摆放位置正确，可以清楚地暴露椎板和关节突。

**显露小贴士**

- 在分离暴露时，使用克氏针或小型扩张套管可能会穿破椎板间隙。可用组织剪，以避免穿破椎板间隙。

### 椎板切除术——手术具体步骤

- 第一步
  - 用弯角刮匙标记拟切除椎板的头端和尾端的界限。

**椎板切除术小贴士**

- 多节段手术时，手术从尾侧节段开始，这样可以减少术野出血。
- 单侧需切除约12 mm骨性结构才能达到减压效果。
- 硬膜外出血可使用止血材料。
- 所有硬膜与黄韧带之间的粘连需用显微刮匙分离。
- 切除黄韧带后应当监测硬膜搏动。

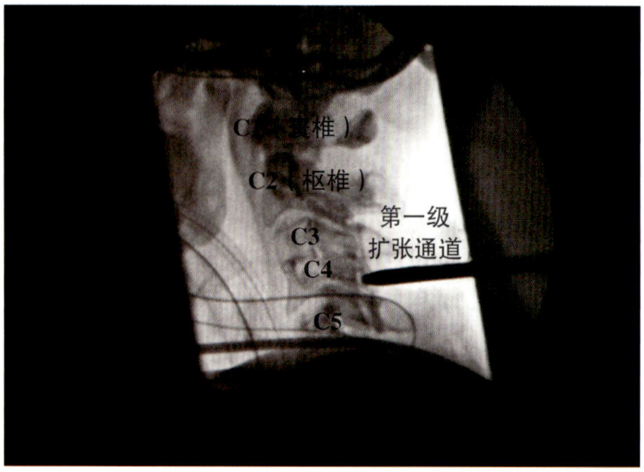


图4-9 确定正确节段后，在术中侧位透视的引导下放入第一级扩张套管

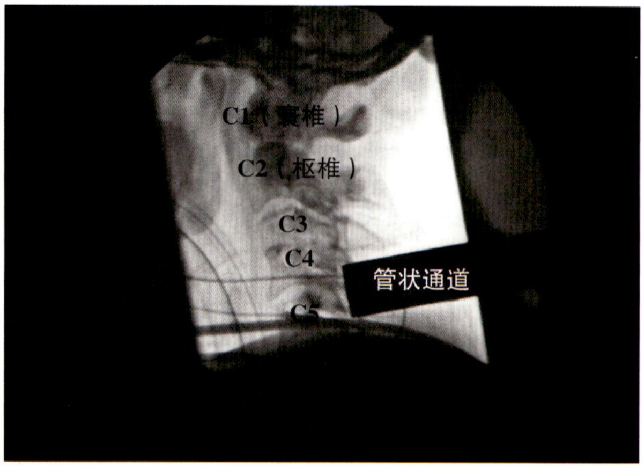


图4-10 逐级放入扩张通道可减少工作通道对肌肉和软组织的损伤。术中侧位片显示了正确安置的工作通道

- 第二步
  - 用高速磨钻磨除上位椎板的下缘，暴露黄韧带的起点。
  - 继续切除部分上位椎板的下缘
    - 保持黄韧带的完整性以保护硬膜囊。
- 第三步
  - 用显微刮匙和枪状咬骨钳切除黄韧带。
- 第四步
  - 向头端和尾端倾斜工作通道可使邻近节段减压。
  - 对于三个或更多个节段的手术，应适当延长切口并使用可扩张撑开器。
- 第五步
  - 一侧椎板切除后，采用相同的手术步骤通过对侧切口处行椎板切除
    - 也可以将撑开器向内倾斜以进行对侧减压。钻头前段的保护套可以保护硬膜囊。同时应注意不要向下按压，避免损伤硬膜囊和脊髓。

## 下颈椎融合术

### 手术显露

- 术中侧位片确定手术节段。
- 术区用利多卡因加肾上腺素行局部麻醉。
- 纵行皮肤切口
  - 下颈椎侧块螺钉：纵行切开皮肤 20 mm
    - 对于单节段融合手术，切口位置应选在融合节段尾侧两个节段
      - □ 这样可以使工作通道与目标节段的小关节平行。
    - 对于多节段融合手术，切口应高于融合节段一个节段的位置。
  - 下颈椎经关节突螺钉：在中线处纵行切开皮肤 10 ～ 20 mm
    - 切口应位于高于目标节段一个节段的位置
      - □ 如果关节面较水平，则切口位置应更靠近头端以方便置钉。

**显露小贴士**

- 在经关节突螺钉固定时，关节面越水平，切口应越偏向头侧。
- 将扩张管道以头倾 15° ～ 20° 的角度放入时更方便内固定的置入。

**相关解剖 / 显露小贴士**

- 应避免使用克氏针或小型扩张套管，因为它们有可能穿破椎板间隙。

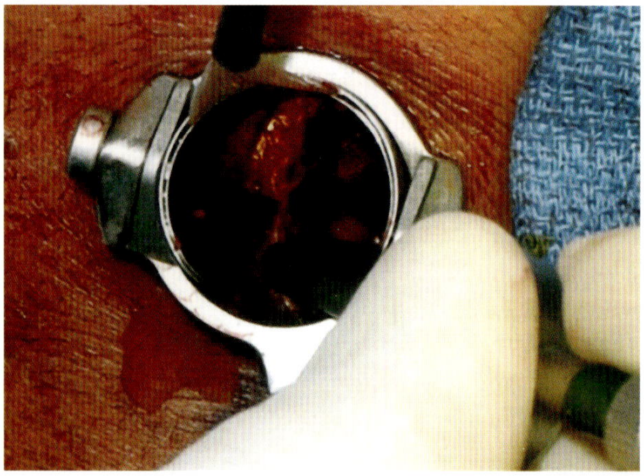

图4-11 工作通道下手术视野图像

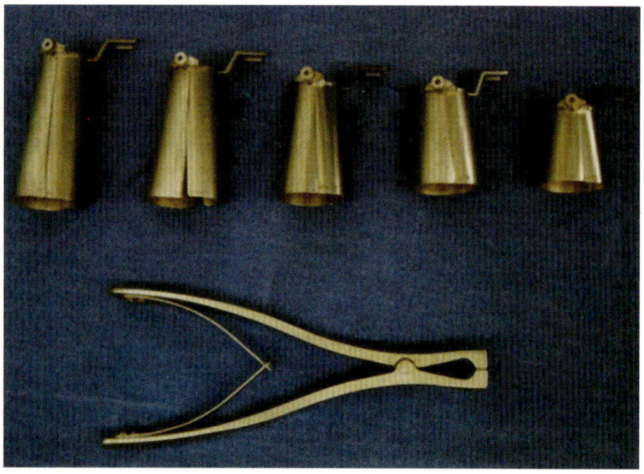

图4-12 颈椎后路固定融合术中常用的可扩张通道

## 下颈椎侧块钉棒重建术——手术具体步骤

- 第一步
  - 在正中线旁开5～10 mm处纵行切开筋膜，在术中透视的引导下插入初级扩张通道。
  - 在椎旁肌肌间隙内逐级置入扩张通道
    - 通道位置应摆放至侧块的外侧。
    - 通道入路应与关节突平行以方便内固定的放置。
  - 置入末级扩张通道后，置入工作通道并将其固定在固定臂上（图4-11）
    - 对于多节段固定，推荐使用可扩张工作通道（图4-12）。
  - 用电刀和髓核钳清除通道内的肌肉和软组织以显露关节突内侧
    - 清晰地看到关节突的内缘和侧块的外缘能够保证螺钉的准确置入。
    - 清晰的手术视野也可保证融合（侧块，关节突）的顺利进行。
- 第二步
  - 对于已经绞锁的关节突，可使用磨钻在头端的侧块上切除上关节突。如果有半脱位，可使用以下步骤
    - 使用Penfield手术系统可以纠正分离和旋转移位，为后续减压提供空间。
    - 或者，助手可以用Mayfield钳在过伸位进行轴向牵拉和屈曲复位。

- 第三步
  - 根据所用方法不同，可选择不同的进钉点和进钉路径[3-4]。当看到侧块时，通道下微创螺钉置入的方法与开放手术基本相同。用侧位片或在导航的引导下确定侧块螺钉的轨迹
    - **An法：**在侧块中点内侧1 mm处进钉，以外展30°、头倾15°置入螺钉（图4-13A）。
    - **Anderson法：**在侧块中点内侧1 mm处进钉，以外展10°、头倾30°～45°置入螺钉（图4-13B）。
    - **Magerl法：**在侧块内上象限距离中点1 mm处进钉。以轴位上外展25°、矢状位上平行于关节突关节（30°～45°）的轨迹进钉（图4-13C）
      - □ 突起的棘突可能增加螺钉穿透皮质骨的风险。
      - □ 由于Magerl法是斜行进钉，可以放置较长的螺钉。
    - **Roy-Camille法：**在侧块中点与后皮质垂直的地方进钉。以外展10°、无矢状面头倾的角度进钉（图4-13D）。
- 第四步
  - 在直视和侧位片的引导下，用磨钻磨除进钉点皮质。
  - 根据上述方法用钻头钻出进针路径，需要再次强调的是，一定要用术中导航来确认路径。
  - 如果有必要，可在术中导航的引导下，将预制钉道加深2 mm。
- 第五步
  - 进钉点确定后，置入直径为3.5 mm的万向侧块螺钉。
- 第六步
  - 用刮匙去除关节面皮质以准备融合床。
- 第七步
  - 在撑开器内放入合适长度的连接棒并将其放置于头端钉尾内。
  - 略提起撑开器，将连接棒放入尾端钉尾内。
- 手术结束前，逐步提起撑开器，用双极电凝对撑开器周围组织进行止血。
- 在对侧用同样的方法进行手术（图4-14）。

**侧块螺钉置入小贴士**

- 在融合床和关节突准备之前，应确定进钉点，否则结构破坏后很难找到正确的定位。

**侧块螺钉置入陷阱**

- 螺钉轨迹若偏下，则有可能损伤关节面或神经根。螺钉轨迹若偏内，则易损伤椎动脉。

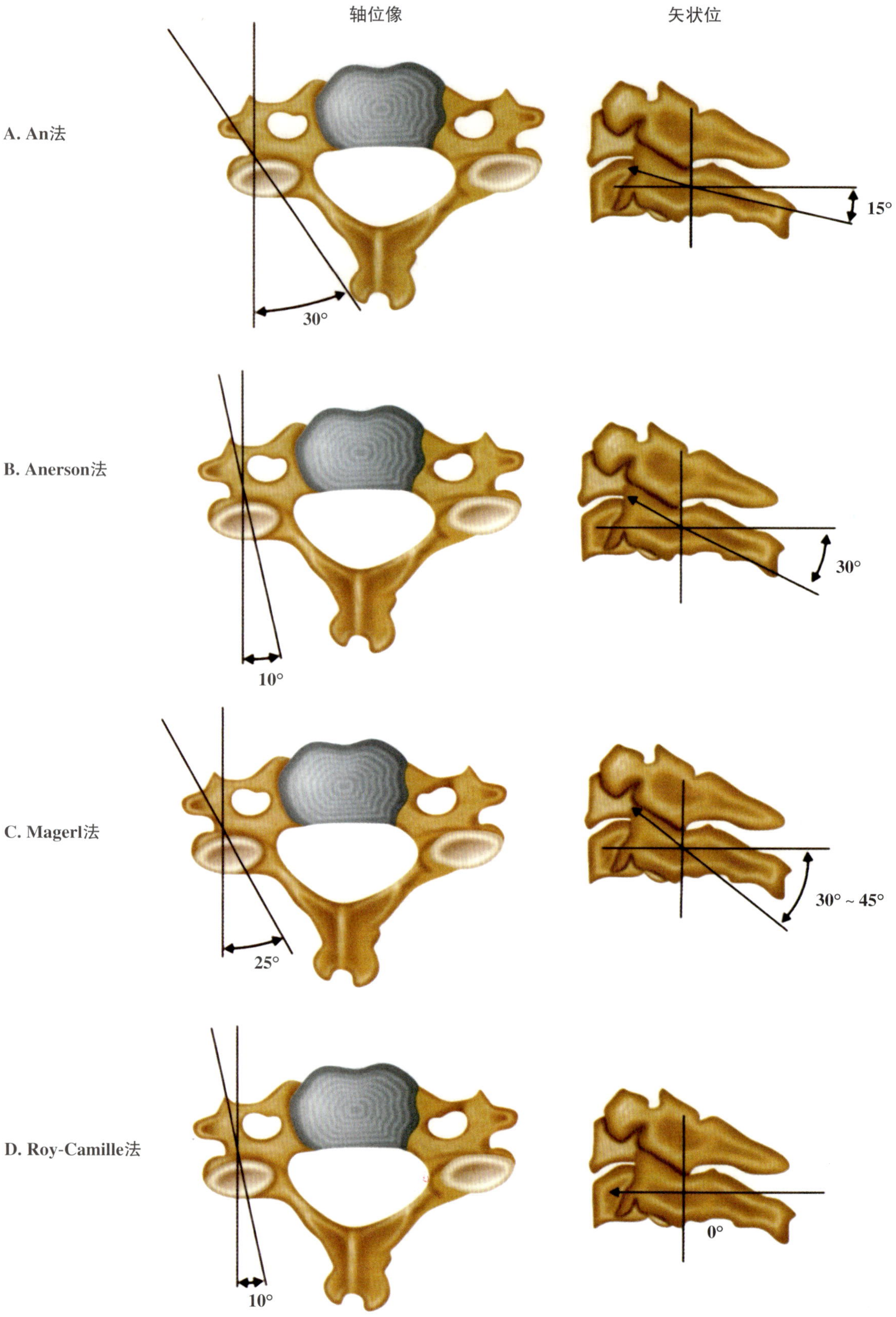


图 4-13A 至 D　置入下颈椎螺钉的方法示意图，An 法（A），Anderson 法（B），Magerl 法（C），Roy-Camille 法（D）

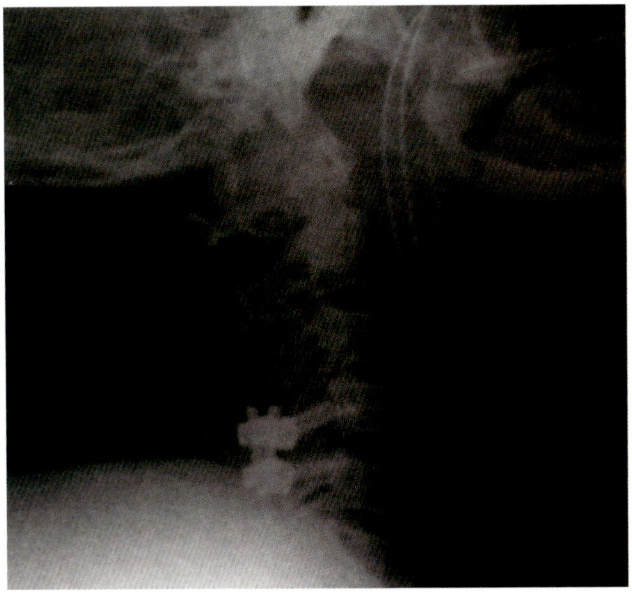

图4-14　微创后路C4 ~ C5侧块螺钉-连接棒内固定术后侧位片

## 经关节突螺钉——具体步骤[5]

- 第一步
  - 在关节突表面切开筋膜，并在术中导航的引导下小心放入带套管的钻头
    - 关节面越水平，切口越要靠头侧。
  - 应将引导探针放置于责任节段上侧块的背侧面。
- 第二步
  - 在上方关节突的中点磨开皮质（1.4 ～ 1.6 mm），然后置入导丝直至触碰到关节突骨质
    - 置钉轨迹应尽量靠外，但要避免关节突骨折。
    - 尾倾角度应尽量与关节突垂直
      - □ 这一步可能会被枕骨阻挡。
- 第三步
  - 确定克氏针的位置后，用两个小号松质骨钻头预制钉道全长
    - 钻头直径应与最小的螺钉直径相当。
  - 第二个钻头直径应与螺钉最大直径相同，并且只需攻入上位侧块
    - 用这样的方法，螺钉可固定两个脊椎。
- 第四步（图4-15A和B）
  - 置入7 ～ 10 mm松质骨螺钉。

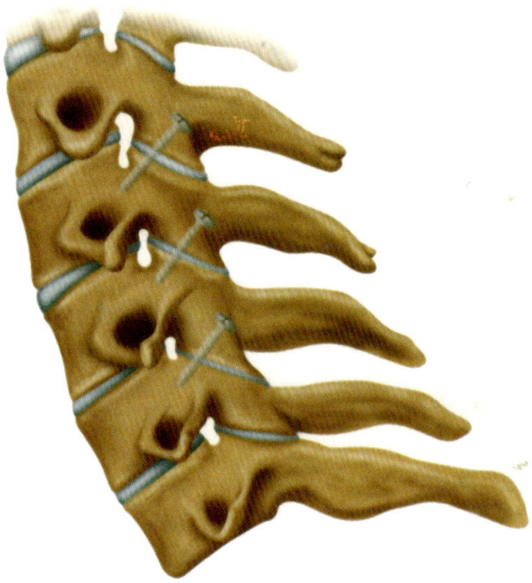


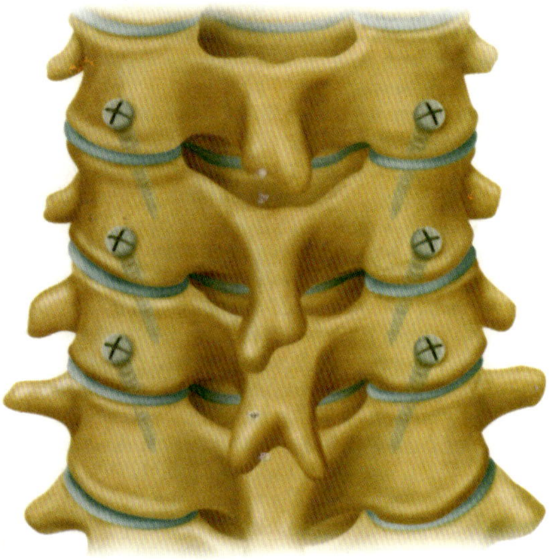


图4-15A和B 下颈椎经关节突螺钉理想的进钉点和进钉轨迹，侧位（A）和后位（B）

## 微创后路C1 ～ C2融合术、下颈椎椎板切除减压术和下颈椎融合术的术后管理

### 并发症

- 切口浅表感染
  - 大部分可通过口服抗生素治愈。
  - 如果需要，可对切口进行彻底的清创。
  - 对于高危患者，可在切口内使用万古霉素粉剂。
- 硬膜损伤
  - 如果术中发现，可用肌肉或脂肪覆盖硬膜表面，或使用泡沫胶、纤维蛋白胶以及人工合成黏合剂。
  - 对于有大块硬膜撕裂的患者，应放置脑脊液引流管2～3天，以防止脑脊液切口漏。
  - 由于微创手术的死腔较小，术后发生假性脑膜膨出和脑脊液皮肤瘘的患者较少。
- 顽固的或持续的颈部轴性痛。
- 椎板切除术后颈椎后凸畸形。
- 节段性不稳。
- 减压不充分。
- 邻近关节突受损。
- 医源性骨折（侧块或关节突）。
- 椎动脉损伤。

**并发症处理小贴士**

- 如果进钉孔中有搏动性出血，可用骨蜡、止血材料止血，甚至可以直接拧入螺钉。CT血管造影可用于确定椎动脉损伤情况。

- 假关节形成。

## 手术预期疗效和不良事件

- 短期疗效观察发现，患者可获得与开放手术相当的疗效，但患者有可能因微创手术而获益良多[6]。
- C1 ～ C2侧块螺钉置入术中损伤椎动脉的概率为0% ～ 2.5%。损伤椎动脉的高危因素包括：错误的置钉路径造成直接损伤；过度显露C1后弓和选择错误的连接棒造成椎动脉的间歇性压迫[7]。
- 对于大部分患者，微创颈椎椎板切除术可以减少疼痛、缩短住院时间和使患者更快康复[8-9]。
- 微创下颈椎椎间融合术的并发症发生率低，出血少，住院时间短，并且在2年内融合率较高[10-11]。
- 经皮颈椎后路关节突螺钉固定术可以减少长节段减压融合术造成的假关节形成。由于螺钉穿破四层皮质，故其抗拔出力量较大[5]。

## 参考文献

1. Vaccaro AR, Baron EM. Spine surgery: operative techniques. Philadelphia, PA: Saunders/Elsevier, 2008, 153.
2. Harms J, Melcher RP. Posterior C1 ~ C2 fusion with polyaxial screw and rod xation. Spine, 2001, 26: 2467–2471.
3. Stemper BD, Marawar SV, Yoganandan N, et al. Quantitative anatomy of subaxial cervical lateral mass: an analysis of safe screw lengths for Roy–Camille and Magerl techniques. Spine [Phila Pa 1976], 2008, 33（8）: 893–897.
4. Xu R, Haman SP, Ebraheim NA, et al. Anatomic relation of lateral mass screws to the spinal nerves: a comparison of the Magerl, Anderson, and An techniques. Spine, 1999, 24: 2057–2061.
5. Ahmad F, Sherman JD, Wang MY. Percutaneous trans–facet screws for supple–mental posterior cervical fixation. World Neurosurg, 2012, 78: 716. e711–714.

   **摘要：** 对于颈椎固定融合术来说，下颈椎经关节突螺钉置入术在技术上是可行的。但作者建议在经皮融合术成熟以前，此项技术只能作为颈椎前路融合的补充。

6. Jose er SS, Post N, Cooper PR, et al. Minimally invasive atlantoaxial fixation with a polyaxial screw–rod construct: technical case report. Neurosurgery, 2006, 58: ONS–E375; discussion ONS–E375.

摘要：与传统开放手术相比，应用C1侧块螺钉和C2椎弓根万向螺钉的钉棒系统内固定治疗寰枢椎不稳是一种安全且有效的方法。

7. Terterov S, Taghva A, Khalessi AA, et al. Symptomatic vertebral artery compression by the rod of a C1 ~ C2 posterior fusion construct: case report and review of the literature. Spine (Phila Pa 1976), 2011, 36: E678–E681.

8. Winder MJ, omas KC. Minimally invasive versus open approach for cervical laminoforaminotomy. Can J Neurol Sci, 2011, 38: 262–267.

9. Yabuki S, Kikuchi S. Endoscopic partial laminectomy for cervical myelopathy. J Neurosurg Spine, 2005, 2: 170–174.

10. Wang MY, Levi AD. Minimally invasive lateral mass screw fixation in the cervical spine: initial clinical experience with long-term follow-up. Neurosurgery, 2006, 58: 907–912; discussion 907–912.

摘要：一项2年纳入18例微创侧块螺钉固定术病例的回顾性研究。研究发现，融合率为100%，且没有并发症发生。作者认为此项技术安全有效。

11. Mikhael MM, Celestre PC, Wolf CF, et al. Minimally invasive cervical spine foraminotomy and lateral mass screw placement. Spine (Phila Pa 1976), 2012, 37: E318–E322.

摘要：微创多节段减压融合术是一种安全的技术，且其可以获得与开放手术相同的效果。

12. Taghva A, et al. Minimally invasive posterior atlantoxial fusion: a cadaveric and clinical feasibility study. World Neurosurg, 2012.

摘要：这项基于尸体解剖和影像学的研究阐述了C1 ~ C2后路螺钉置入的方法。

# 第 5 章

# 经皮椎弓根螺钉置入技术

*Alejandro Marquez-Lara, Thomas D Cha, Kern Singh*
译者　钱济先　审校　毛克亚　杨晋才

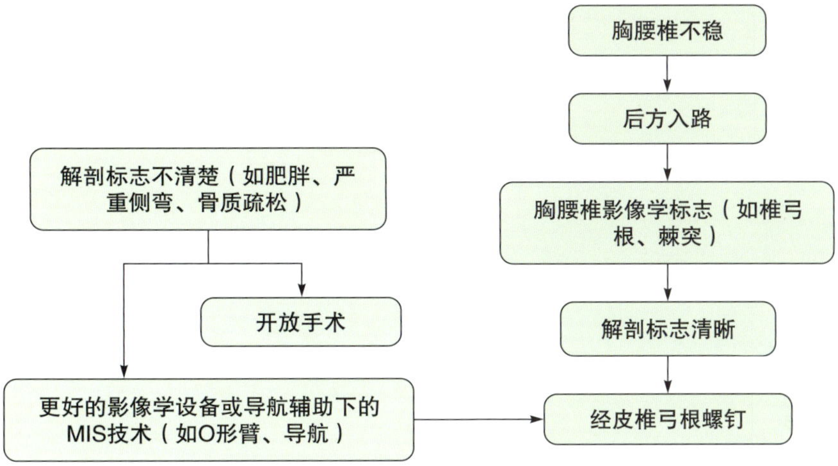


## 临床病例

患者，男性，65岁，既往有肺癌病史，因急性腰背痛和继发性疼痛6周就诊于急诊。查体发现，患者第4和第5腰椎区域有压痛。

## 影像学诊断

- X线平片（正位和侧位）可早期评估骨折类型和稳定性。
- 计算机断层扫描（CT）（图5-1A至C）
  - 冠状位和矢状位CT重建可确定骨折类型，协助制订手术计划
    - 测量椎弓根螺钉的最大的直径和长度（特别是横径）。
  - 可以利用术中导航系统获得影像学资料。

**影像学检查小贴士**

- 测量椎弓根之间的距离以确定是否存在骨破坏。
- 评估棘突序列以确定是否存在骨破坏。

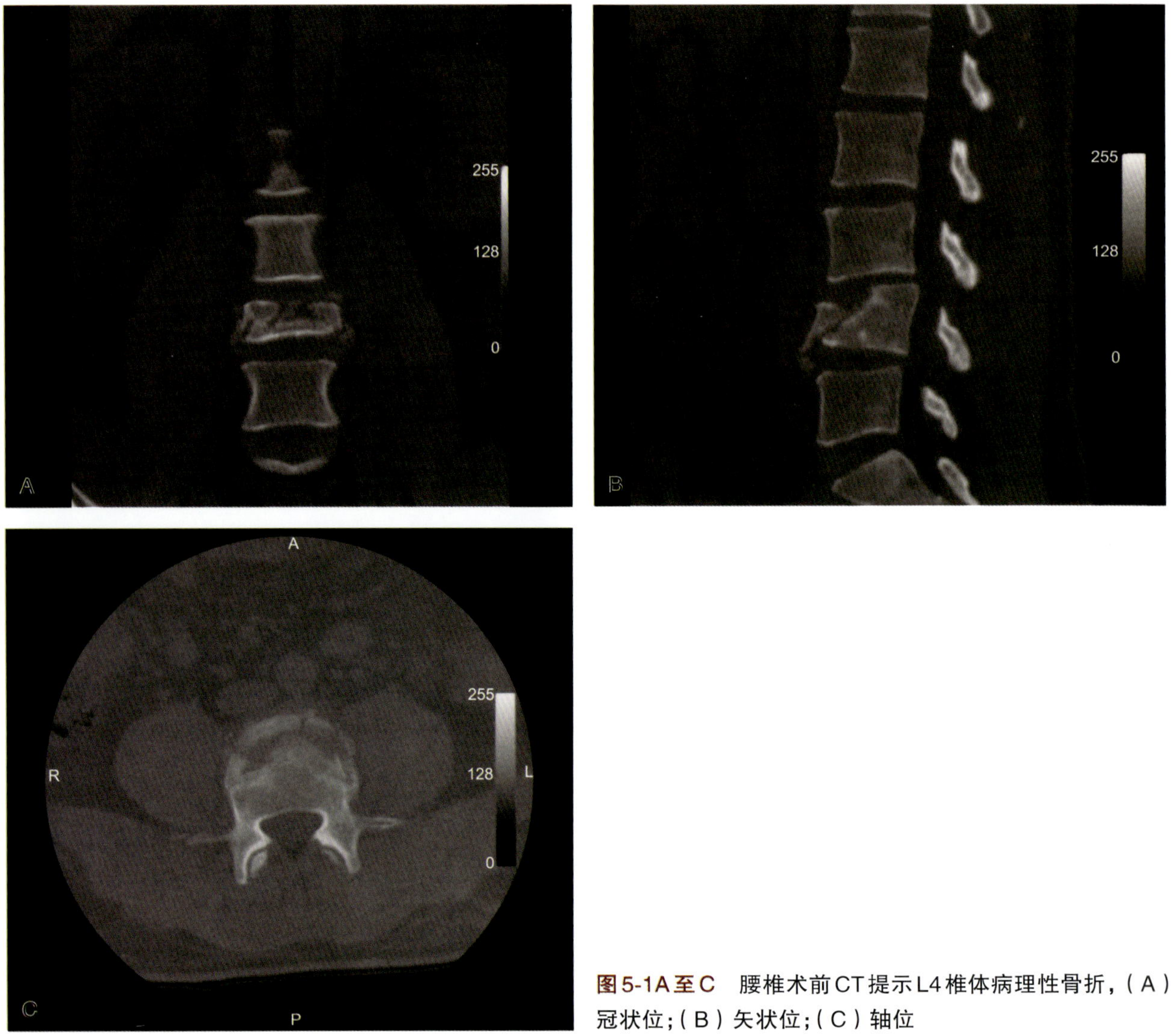


**图5-1A至C** 腰椎术前CT提示L4椎体病理性骨折，（A）冠状位；（B）矢状位；（C）轴位

- 磁共振成像（MRI）
  - 如果脊髓损伤或受压，应行MRI检查脊髓和周围软组织情况。
  - 螺钉直径和长度也可以通过轴位的MRI测量。

## 手术适应证

### 胸椎/腰椎不稳

- 创伤
  - 屈曲牵张损伤。
  - 不稳定的爆裂骨折。
  - 初始稳定的多发伤。

**手术适应证小贴士**

- 对于有神经损伤的患者，经皮椎弓根螺钉可与前路或后路减压手术相结合。

**禁忌证**

- 不能准确识别两个平面的影像学解剖标志的患者。

**争议**

- 在肥胖和骨质疏松患者，术中导航系统可帮助识别重要的解剖学标志。

- 病理性骨折
  - 肿瘤转移。
  - 骨质疏松症。
- 退变性疾病
  - 脊柱滑脱。
  - 脊柱侧凸。
- 肿瘤。
- 感染。

## 手术设备和器械

- 可透射线的手术床。
- 术中影像系统（有或无导航）
  - C形臂。
  - O形臂。
- 脊柱穿刺针
  - Jamshidi穿刺针或尖头椎弓根锥子。
- 椎弓根丝攻。
- 经皮椎弓根螺钉系统。

**手术设备和器械小贴士**

- 骨水泥强化（后凸成形术/椎体成形术）有时也与经皮椎弓根螺钉固定结合应用。

### 体位摆放和术中设备摆放

- 通过躯体感觉和运动诱发电位进行神经监测。
- 患者俯卧位于可透射线的床上
  - 在骨突骨性凸起部位放置合适的软垫。
  - 调整胸垫和髋垫以增加或减少胸椎后凸。
- X线透视接收端放置于患者的躯干之上
  - 术中透视对于确定椎弓根螺钉的进针点和螺钉轨迹特别重要。
  - 用正位和侧位片分别确定椎弓根螺钉的位置
    - 术中透视仪投射方向应平行于责任椎体的终板（图5-2）。

### 手术相关解剖和显露

- 相关解剖
  - 胸椎椎弓根纵径大、横径小（T4直径最小）
    - 螺钉尺寸应比椎弓根的横径小0.5 mm。

**显露小贴士**

- 在标准前后位上，棘突应该位于椎弓根的中线位置。

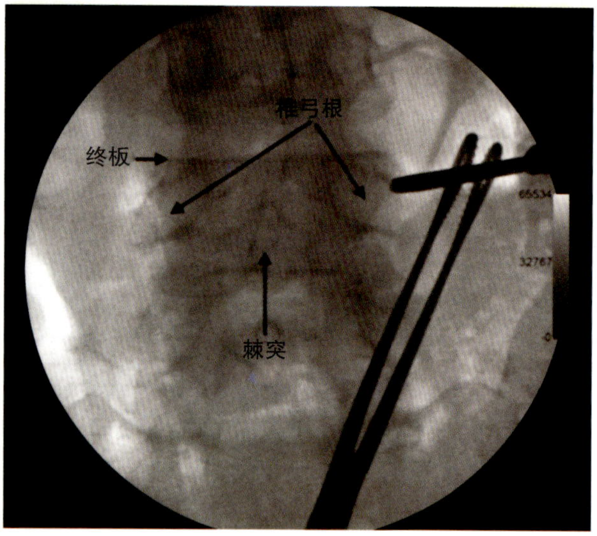


图5-2 术中X线片描述了关键解剖标志。终板为一条线表明透视位置正确

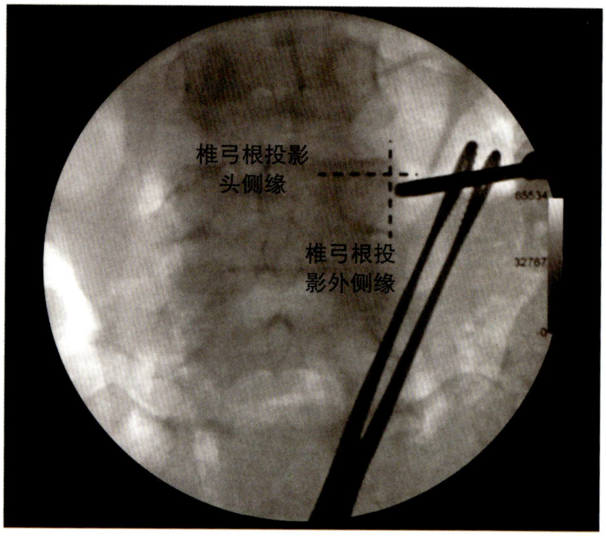


图5-3 术中正位X线透视显示了椎弓根头侧缘和侧缘的交叉点，可指导切开的皮肤位置

- 胸椎椎弓根的内侧壁比外侧壁薄。
- 胸椎椎弓根在水平面上自T1（～30°）到T12（～7°）内倾角逐渐减小；在矢状面上，椎弓根头倾角为10°～20°。
- 从腰椎横断面上看，椎弓根内倾角度从L1（5°～10°）至L5（20°～50°）逐渐增大；在冠状面，腰椎椎弓根有一个相对的轻微尾倾，角度为2°～10°。

## 手术具体步骤

- 第一步
  - 在确定手术节段后，中央旁开10～20 mm（椎弓根外侧缘）处切开长约10 mm的切口
    - 皮肤切口位于椎弓根头侧和外侧缘连线投影交点处（图5-3）。
  - 脊柱穿刺针（Jamshidi锥或尖锐的椎弓根锥）在关节突的外侧壁与横突中线交点位置以一定的内倾角进入。
- 第二步
  - 用手轻柔地旋转推进或用骨锤敲击使穿刺针进入椎弓根。Jamshidi穿刺针应以5 mm的增量前进，直到针尖进入椎弓根中心（15～20 mm）（图5-4）。
  - 应注意不要超过椎弓根的任一边缘
    - 如果Jamshidi穿刺针在深度到达15 mm之前其前端

**手术陷阱**

- 经皮胸椎椎弓根螺钉固定会使医生和患者暴露在高剂量的放射线之下。

**第一步小贴士**

- 在肥胖患者，皮肤切口应更向外侧，以使椎弓根螺钉有足够的角度进入椎弓根内。
- Jamshidi穿刺针的正确进针点为椎弓根的外侧缘
  - 右侧椎弓根的2点钟方向。
  - 左侧椎弓根的10点钟方向。
- 进针点在不同节段的胸椎稍有差异。

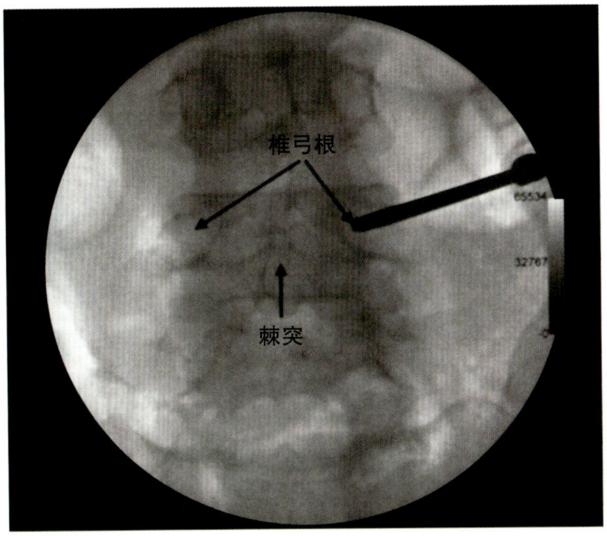


**图5-4**　术中正位透视像显示了定位针的位置位于椎弓根的中心

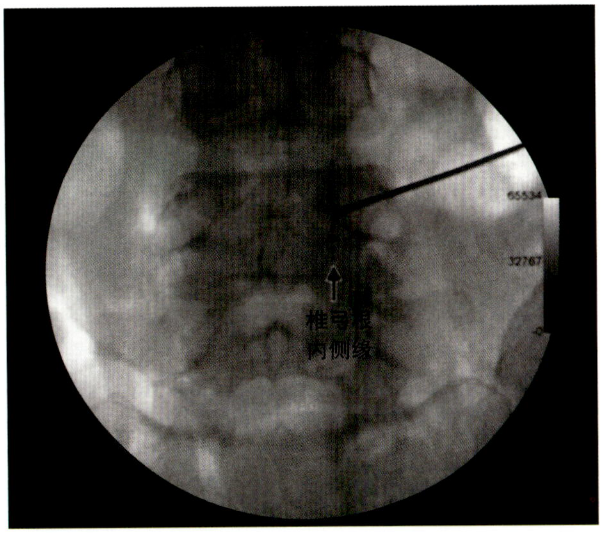


**图5-5**　正位透视像显示了恰当的导丝的位置。注意导丝不要穿越椎弓根内缘

会超过椎弓根内侧壁，则应重新规划置钉点。

- 第三步
  - 导丝通过Jamshidi穿刺针置入椎弓根后，继续插入10～15 mm，直到正位片上显示导丝刚好跨过椎弓根内壁（图5-5）。
  - 用侧位片确认导丝在椎体内
    - 如果侧位片显示导丝未到达椎体内，则可能穿透了椎弓根的内侧壁。
    - 导丝穿透椎体前壁可能导致前方的大血管和脏器损伤。
  - 保留导丝，轻柔地将脊柱穿刺针退出椎弓根，在邻近节段重复上述步骤（图5-6A和B）。

**第三步小贴士**

- 如果术者无法清晰地分辨解剖学标志或怀疑螺钉穿破椎弓根，应当拍摄椎弓根的靶心视图进行确定。在靶心视图中，Jamshidi穿刺针应在椎弓根的中心。

- 第四步
  - 以导丝为中心，切开皮肤和筋膜，连续地钝性分离软组织和筋膜，准备下一步操作。
- 第五步
  - 沿导针攻丝以准备椎弓根螺钉钉道（图5-7）
    - 攻丝的直径应比准备置入螺钉的直径小0.5 mm。
    - 给予一定的电刺激，根据肌电图确定是否穿破了椎弓根内侧壁。

**手术陷阱**

- 如果攻丝未能完全按导针的方向进行，可能会出现导针前移。

- 第六步
  - 攻丝完毕后，在透视引导下置入合适长度和直径的空心椎弓根螺钉（图5-8）。

**第六步小贴士**

- 椎弓根螺钉的位置应与终板上缘平行。

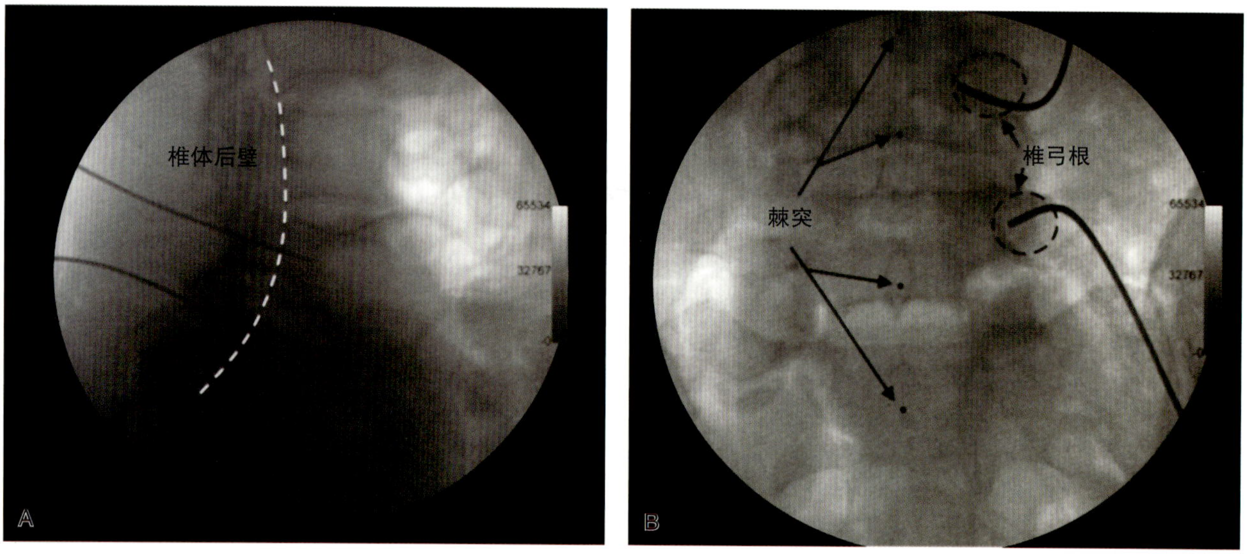


**图 5-6A 和 B** 采用上述影像学技术观察邻近节段椎弓根螺钉的位置。导丝穿过椎体的后壁，位置良好（A），同时未穿破椎弓根，保留了椎弓根的完整性（B）

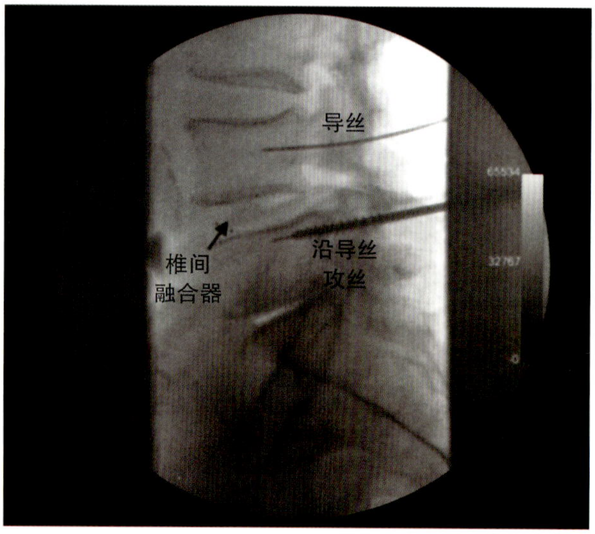


**图 5-7** 侧位透视片显示了丝攻沿椎弓根内的导丝攻丝

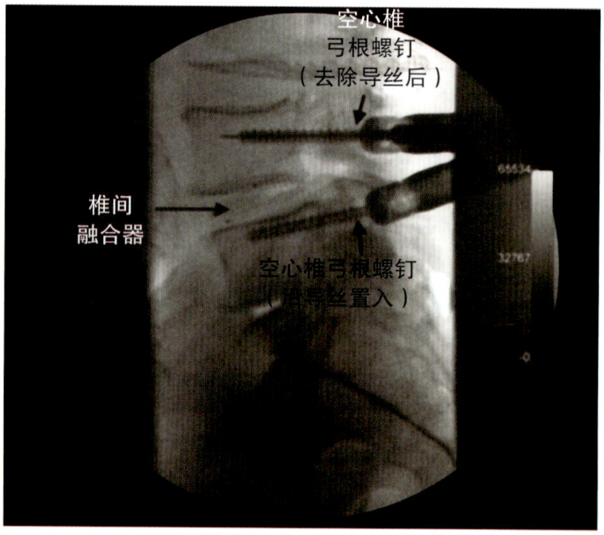


**图 5-8** 术中透视显示置入的两枚空心椎弓根螺钉

- 螺钉置入后，行正位和侧位透视，观察椎弓根螺钉的位置。

- 第七步
  - 椎弓根螺钉置入后，调整钉尾卡槽的位置以使棒穿入（图 5-9A 至 C）
    - 侧位透视确定棒的长度和深度是否合适。

**第七步小贴士**

- 通过测量螺钉延长杆可以确定螺钉置入的深度，也可指导衡量棒的长度和置入深度。

## 术后管理

### 并发症

- 尽管发生率低，但椎弓根螺钉位置不当会导致以下后果

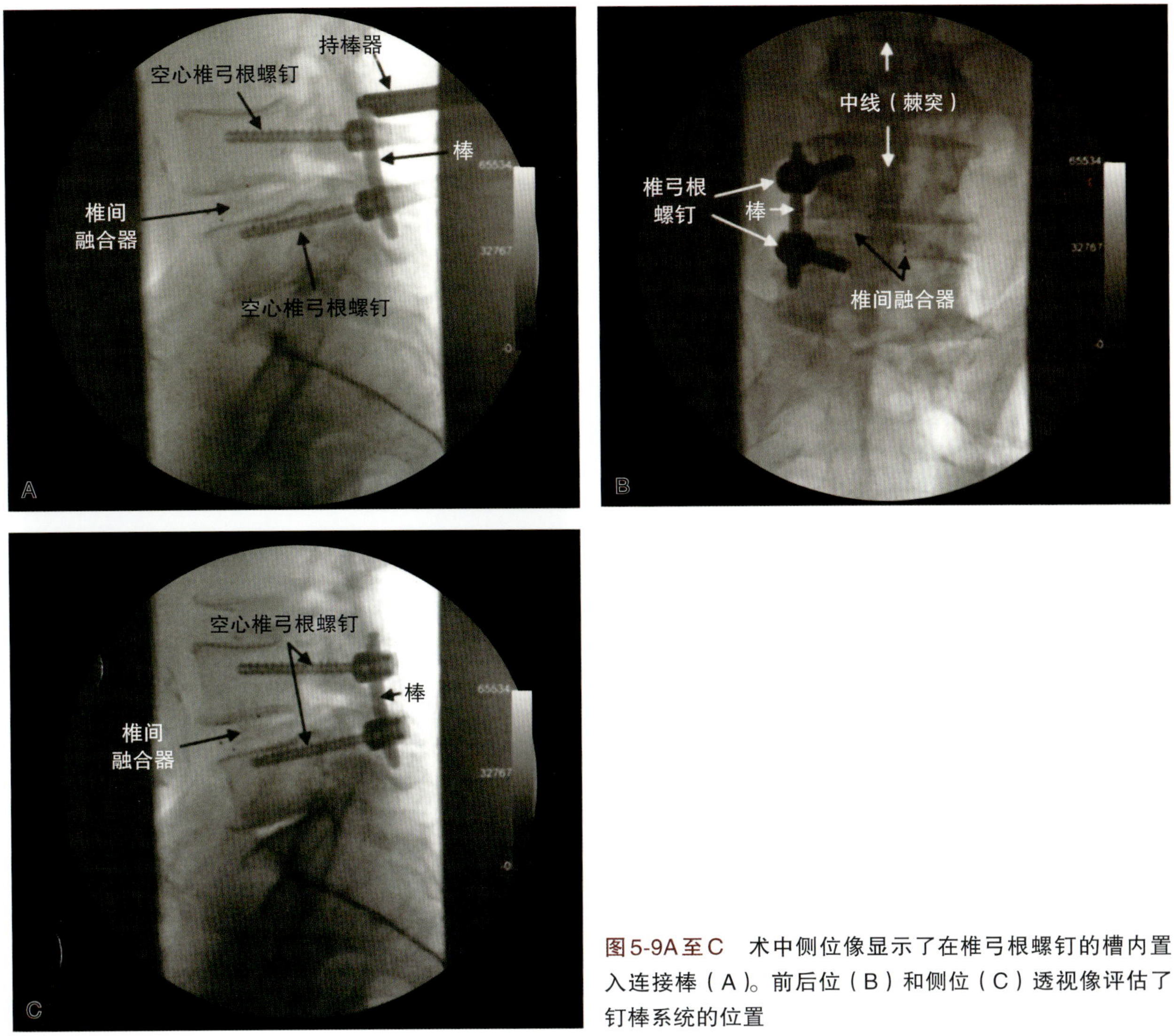


图 5-9A 至 C　术中侧位像显示了在椎弓根螺钉的槽内置入连接棒（A）。前后位（B）和侧位（C）透视像评估了钉棒系统的位置

- 神经根损伤。
- 脊髓损伤。
- 血管损伤。
- 内脏损伤。
- 螺钉拔出。

## 手术预期疗效和不良事件

- 结合熟练的操作手法，经皮椎弓根螺钉内固定术是一种精确、可靠和安全的解决脊柱不稳定的方法[1-2]。
- 与常规的 X 线透视结合，经皮椎弓根螺钉固定对于治疗各种胸椎疾病在技术上是可行的和安全的[3]。然而，这项技术有损伤脊髓和大血管的潜在风险[4]。

- 与开放性手术相比，X线透视辅助下椎弓根螺钉置入虽然放射暴露更多一些，但穿透椎弓根内壁的发生率更低[5-6]。经皮椎弓根螺钉固定还具有椎体后方肌肉组织损伤更小、出血更少、手术时间缩短、感染风险降低，术后疼痛轻和住院时间缩短的优点[6]。

## 参考文献


1. Heintel TM, Berglehner A, Meffert R. Accuracy of percutaneous pedicle screws for thoracic and lumbar spine fractures: a prospective trial. Eur Spine J: official publication of the European Spine Society, the European Spinal Deformity Society, and the European Section of the Cervical Spine Research Society, 2013, 22: 495–502.

   **摘要：** 一项前瞻性研究，在常规的X线透视下将502个椎弓根螺钉置入到111例患者体内，研究表明，85%的螺钉在置入长度方面评估为良和优，98%的螺钉置入位置评估为良和优。

2. Raley DA, Mobbs RJ. Retrospective computed tomography scan analysis of percutaneously inserted pedicle screws for posterior transpedicular stabilization of the thoracic and lumbar spine: accuracy and complication rates. Spine (Phila Pa 1976), 2012, 37: 1092–1100.

   **摘要：** 424例经皮置入胸腰椎椎弓根的螺钉，90.3%的螺钉无椎弓根破裂。对于有经验的医生来说，这项技术是一个不错的选择，并发症发生率低。

3. Ringel F, Stoffel M, Stuer C, et al. Minimally invasive transmuscular pedicle screw fixation of the thoracic and lumbar spine. Neurosurgery, 2006, 59: ONS361–366; discussion ONS366–367.

4. Hu HT, Shin JH, Hwang JY, et al. Thoracic aortic stent–graft placement for safe removal of a malpositioned pedicle screw. Cardiovasc Intervent Radiol, 2010, 33: 1040–1043.

5. Wild MH, Glees M, Plieschnegger C, et al. Five–year follow–up examination after purely minimally invasive posterior stabilization of thoracolumbar fractures: a comparison of minimally invasive percutaneously and conventionally open treated patients. Arch Orthop Trauma Surg, 2007, 127: 335–343.

   **摘要：** 一项对21例A型胸腰椎骨折患者行开放或经皮固定的5年随访研究发现，两组之间临床疗效和影像学结果相似，但经皮内固定组射线暴露较多，术中出血量较少。

6. Court C, Vincent C. Percutaneous fixation of thoracolumbar fractures: current concepts. Orthop Traumatol Surg Res: OTSR, 2012, 98: 900–909.

   **摘要：** 作者对当前经皮后路胸椎椎弓根螺钉治疗的优缺点做了一个全面的回顾。作者认为，大量的前瞻性试验对于阐明这种微创技术的适应证是必要的。

# 第 6 章

# 微创侧方胸膜外入路胸椎椎间盘切除术和椎体切除术

Kern Singh, Sreeharsha V Nandyala, Damandeep Singh Makkar, Alexander R Vaccaro
译者　钱济先　审校　毛克亚　杨晋才

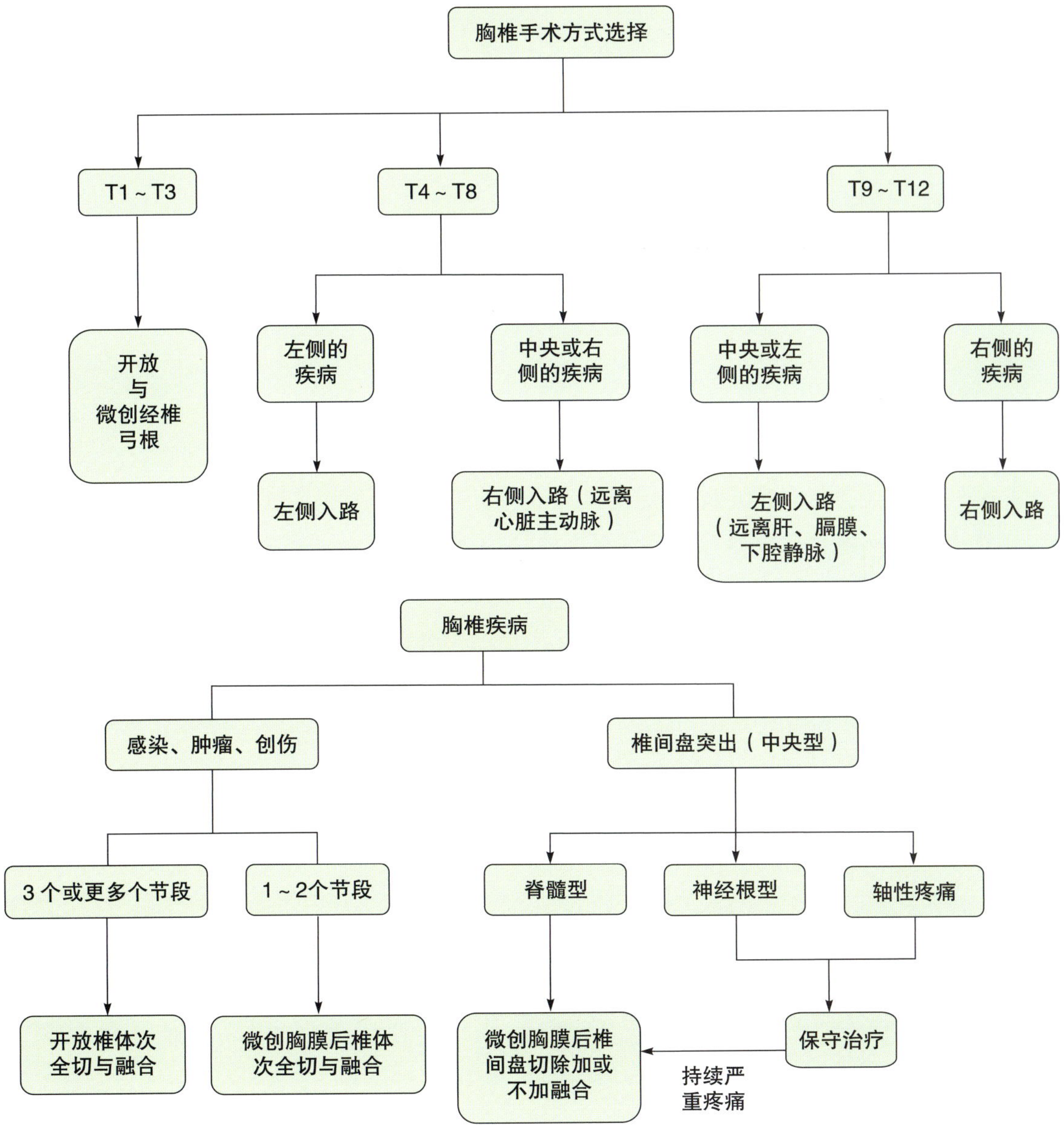

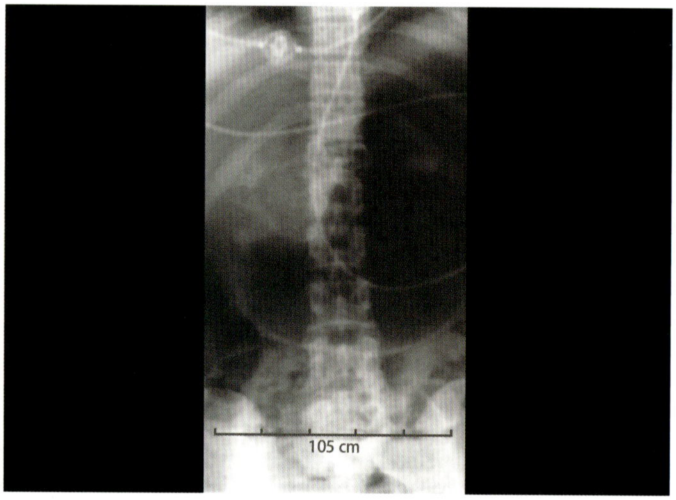


图6-1 术前正位X线片显示T12椎体塌陷

## 临床病例

女性，47岁，主要临床表现为逐渐加重的上背部疼痛、步态不稳和间歇性下肢无力。患者否认近期有外伤史和大小便功能障碍。查体发现，患者右下肢腱反射亢进、肌张力增高。尽管经过物理治疗和抗炎治疗，患者上述症状仍逐渐加重。

## 影像学诊断

- X线片（正侧位）
  - 对胸椎的椎间盘高度、椎体形态和稳定性进行初步评估（图6-1）。
- 计算机断层扫描（CT）
  - 有效评估脊髓、椎间盘并有助于术前量化模板（椎体的大小、椎弓根的长度和宽度）（图6-2A和B）。
- 磁共振成像（MRI）
  - MRI是评估脊髓压迫和椎间盘病变范围的最敏感的影像学检查（图6-3）
    - 如果考虑肿瘤或感染，需行增强MRI。

## 手术适应证

- 肿瘤
  - 原发灶。

**适应证小贴士**

- 肋骨骨折、肋软骨炎、心脏疾病和胆石病均可引起类似胸椎根性疼痛的症状。

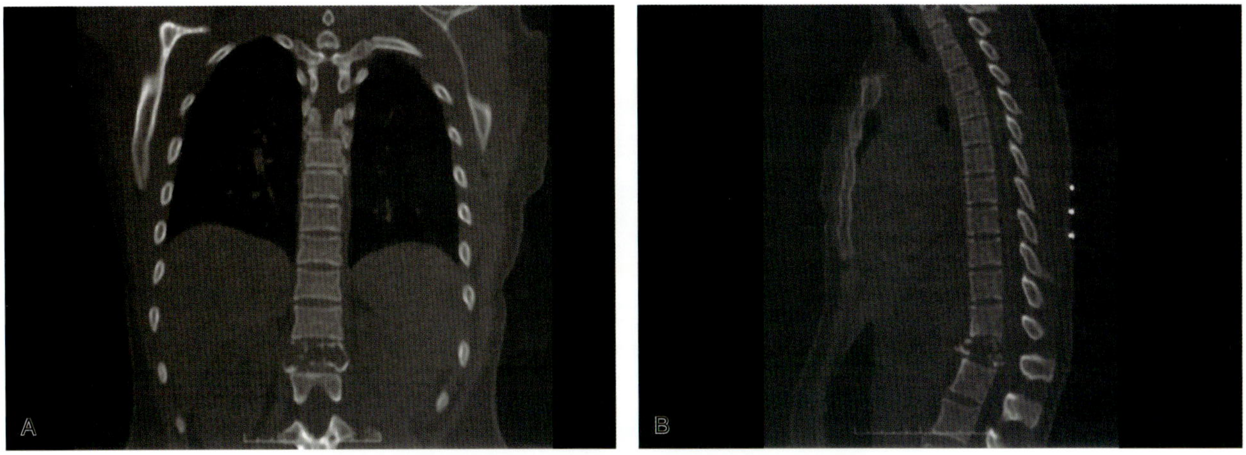


图 6-2A 和 B　术前 CT（A）冠状位和（B）矢状位显示 T12 椎体破坏导致后凸畸形

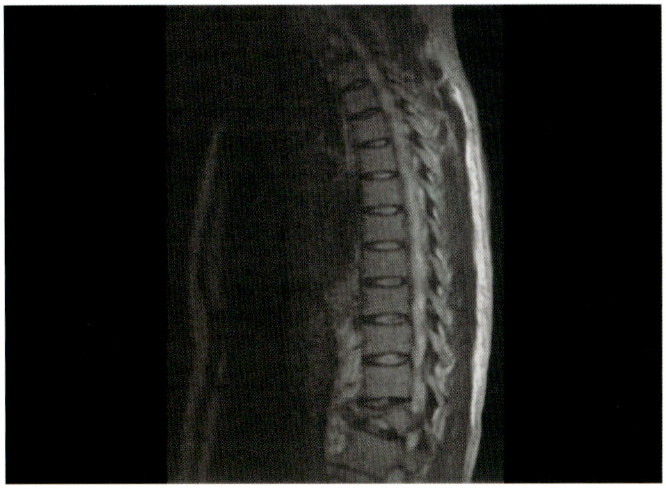

图 6-3　矢状位 MRI 显示 T12 椎体破坏，部分骨质突入椎管导致脊髓信号混乱

- 转移灶。
- 不稳定的胸椎骨折
  - 创伤。
  - 病理性。
- 骨髓炎或椎间盘炎。
- 椎间盘突出症。
- 畸形矫正。

## 手术设备和器械

- 可扩张（分叶片）通道和固定通道的自由臂。
- 高速磨钻。
- 带角度的刮匙。

**禁忌证**

- 术区曾行胸廓切开术（因为很可能存在严重的胸膜粘连）。
- 严重的心肺疾病。
- 病理性肥胖。

**争议**

- 3 个节段以上的椎体次全切。
- 因为术区肩胛骨覆盖，T6 椎体以上的病变。

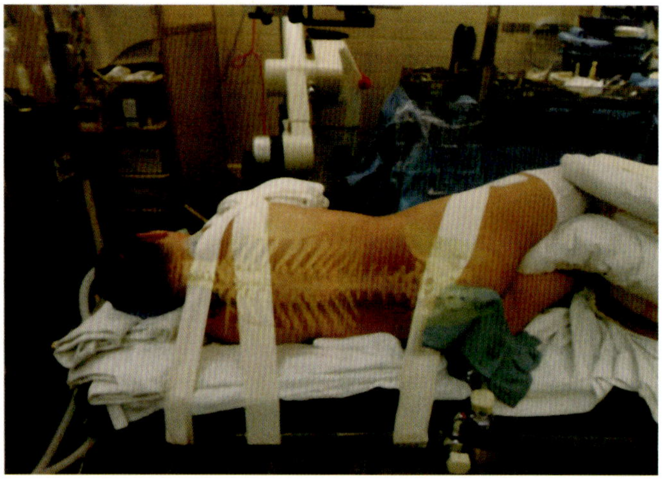

图6-4 患者侧卧位于可透射线的平板床上。胸部和骨盆垂直于平板床固定

- 咬骨钳。
- 止血剂（明胶海绵、骨蜡）。
- 术中透视X线机。

## 手术体位和设备摆放

- 仰卧位气管插管
  - 选择双腔管以便于术中进行选择性单肺通气。
  - 也可选择支气管阻塞器以便于手术显露时临时缩小同侧肺。
- 应用体感和动作诱发电位行神经电生理监测。
- 患者侧卧位（图6-4）
  - 上胸椎（T4～T9）首选左侧卧位右侧入路以避开主动脉弓和升主动脉。
  - 下胸椎（T10～T12）首选右侧卧位左侧入路以避开肝和膈肌。
- 骨性突起处放置合适的垫子。
- 腋下放置腋窝垫。
- 双臂向前屈曲
  - 上臂外展90°～100°用肩胛带固定于T3水平。
- 利用胶带将骨盆和上胸部固定，在不搬动患者的情况下可以使患者屈曲。
- 术者位于患者背部，因此，患者背部应尽量靠近手术床沿（朝向术者）。

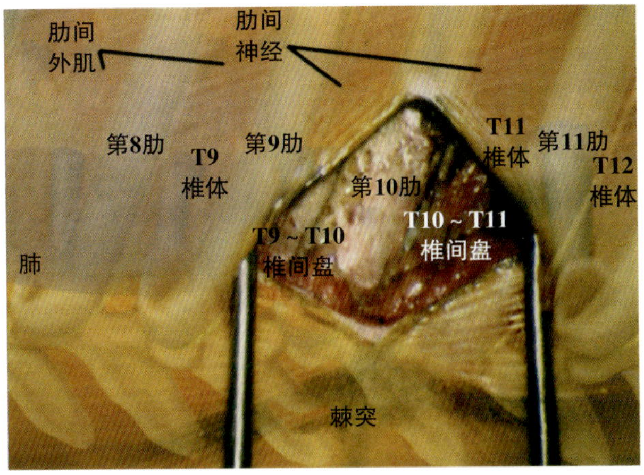


图6-5　术中照片显示了肋骨的显露

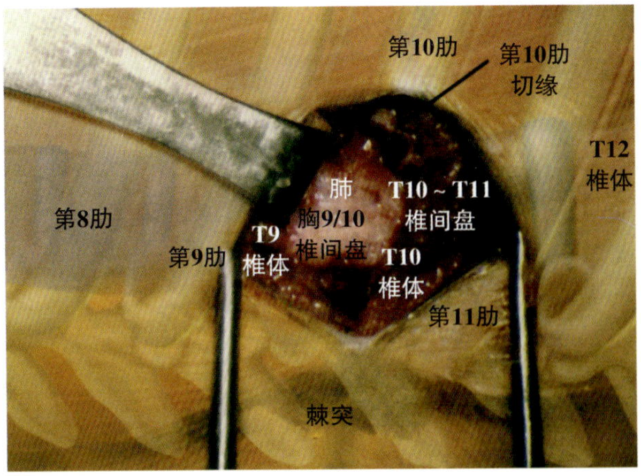


图6-6　术中照片显示了在切除大约2 cm长肋骨后显露的壁胸膜

- X线透视机和拉钩固定臂置于术者对侧。

## 手术相关解剖和显露

- 相关解剖
  - 胸主动脉位于脊柱腹侧，形成椎体腹侧边界。
  - 肋间动脉的腹侧分支（节段动脉）提供椎体血供，该分支水平走行在神经根和椎体后方皮质之间。
  - 胸导管始于L2椎体水平、主动脉内侧，在T6～T12椎体之间走行于后纵隔。胸主动脉位于其左侧，奇静脉位于其右侧。
  - 膈肌位于T12～L1水平
    - 一般来说，胸腰段选取膈下入路以避开膈肌。
- 手术显露
  - 侧位X线透视定位手术节段。
  - 以责任椎体为中心做一个30～40 mm长的皮肤切口，与上方肋骨上缘相平行（图6-5）。
  - 骨膜下剥离肋骨，将神经血管束推向下方。
  - 切除责任椎体上方肋骨约2 cm（图6-6）
    - 切除的肋骨可以在术中作为自体骨植骨。
  - 使用海绵棒将壁胸膜和肺推向前方，远离胸壁，直接在肋骨下分离显露。
  - 在透视引导下置入初级扩张器，到达目标椎体侧方（胸肋关节会有触觉反馈）。

**显露小贴士**

- 切除肋骨能使拉钩牵开更容易，同时不造成肋骨骨折。此外，手术结束前还可以通过颌板复位肋骨。
- 常规使用三齿拉钩。三个齿均是定向的，都不朝向后方。透视时椎体后方和椎管不会受到拉钩叶片的遮挡。

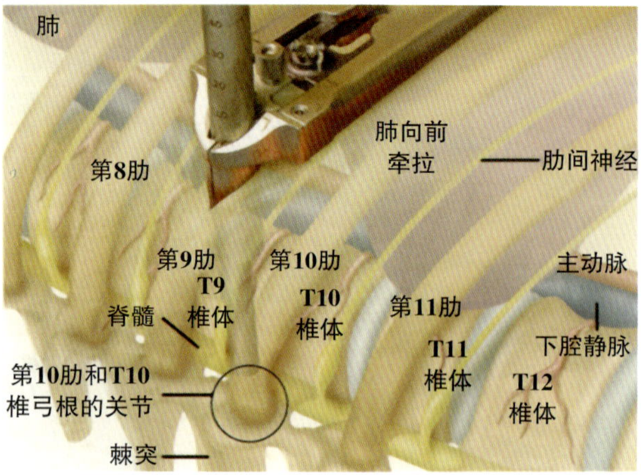


图6-7 壁胸膜和肺被推向前方，以放置逐级扩张器，形成一个胸膜后工作通道，并将肺和胸膜维持在前方

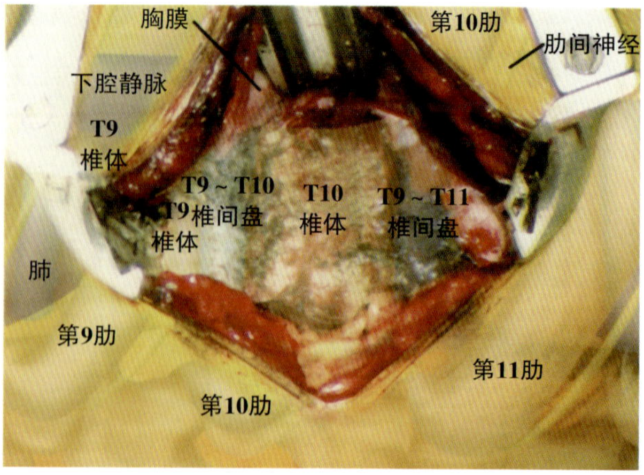


图6-8 术中照片显示切断上方肋骨后完全显露出椎体和相邻间盘

- 随后置入逐级扩张器（图6-7），然后放置可扩张拉钩并将其固定于拉钩固定臂上。
- 透视确定目标椎体和椎间盘后，骨膜下剥离上下椎体，结扎节段动脉。
- 确定椎体对应的肋骨头并将其切除，显露后方椎体、椎弓根和椎间盘（图6-8）。
- 用高速磨钻去除目标椎体椎弓根，用枪式咬骨钳打开椎管，该方法可以显露侧方硬膜囊和神经根。

## 胸椎椎间盘切除术——手术具体步骤

- 第一步
  - 确保磨钻始终在椎管前方，用磨钻打磨出一个位于椎体后1/3和下关节突上1/2的骨槽。
- 第二步
  - 去除突出的间盘碎片并避免压迫脊髓。
- 第三步
  - 如果去除了大块的椎体和间盘，需要使用切除的肋骨作为自体骨移植。
- 第四步
  - 冲洗手术部位，去除手术器械。
  - 去除通道，逐层闭合伤口。

**第一步小贴士**

- 可通过透视粗略估算需切除的椎管和椎体的范围。

**第二步小贴士**

- 大块钙化的间盘可能会与后纵韧带及硬膜粘连，可能会导致硬膜破损。

## 胸椎椎体切除术——手术具体步骤

- 第一步

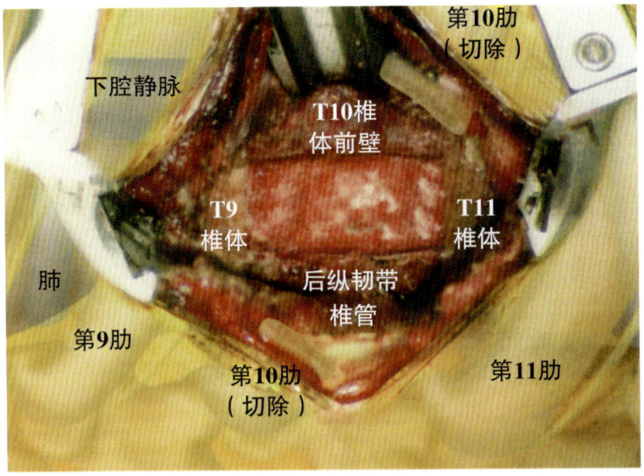


图6-9　完成椎体和椎间盘切除后，保留薄层椎体前壁和后纵韧带

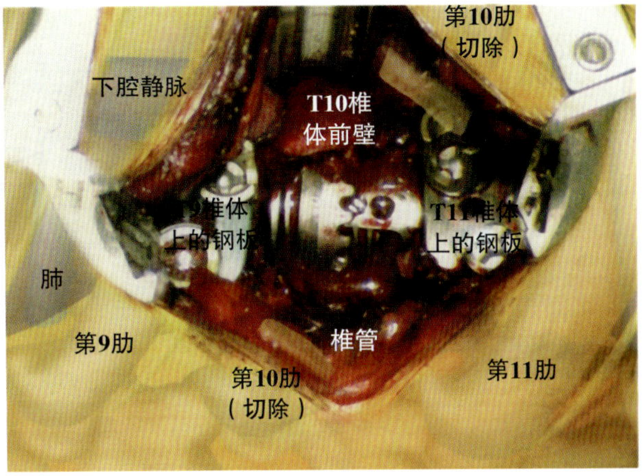


图6-10　将量好尺寸的可扩张钛笼置入缺损处。将椎体侧方钢板和螺钉置入上下椎体

- 用枪式咬骨钳和刮匙去除上下椎间盘并确定椎体切除的边界
  - 切除目标椎体尾端的肋骨头以充分显露下方椎间盘。
- 第二步
  - 使用高速磨钻、咬骨钳和刮匙切除椎体。注意，应保留椎体前方皮质和前纵韧带的完整（对于椎体原发肿瘤病例，应切除椎体前方皮质）（图6-9）
    - 如果后纵韧带与脊髓压迫无关，应完整保留后纵韧带。
  - 侧位透视以确定椎体切除范围。

**第二步小贴士**

- 保留后纵韧带可防止脊柱节段过度撑开。

- 第三步
  - 切除椎体后，将量好尺寸的可扩张钛笼置入缺损处以重建椎体。
  - 在侧位透视下调整钛笼高度，恢复理想的胸椎序列（图6-10）。
  - 将自体骨或替代品置入钛笼内以促进融合。

**第三步小贴士**

- 注意也要在钛笼周围植入移植骨。因为融合常常位于钛笼周围。

- 第四步
  - 通过双棒结构最终固定（图6-11）
    - 患者侧卧位或俯卧位行经皮椎弓根螺钉固定。

**第四步小贴士**

- 先在侧方切口置入红色橡胶管或者胸腔引流管，以排出胸膜后气体。将红色橡胶管放置在适当位置并予以固定。

## 术后管理（图6-12A至C）

### 胸部X线片

- 术后第1天行胸部X线平片检查以评估胸腔积液或气胸。

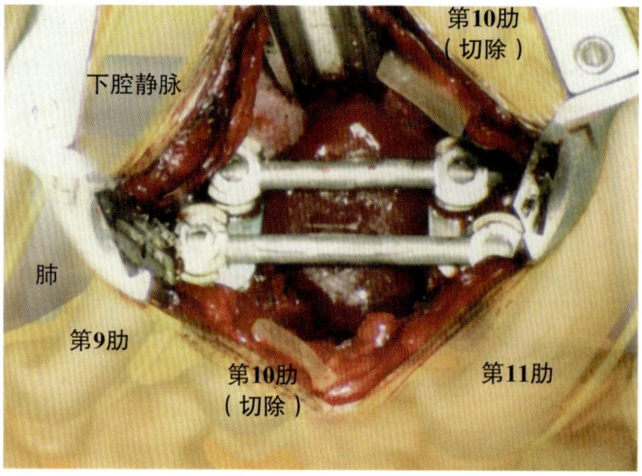


图6-11 用双棒连接两板以维持相邻节段间的结构重建

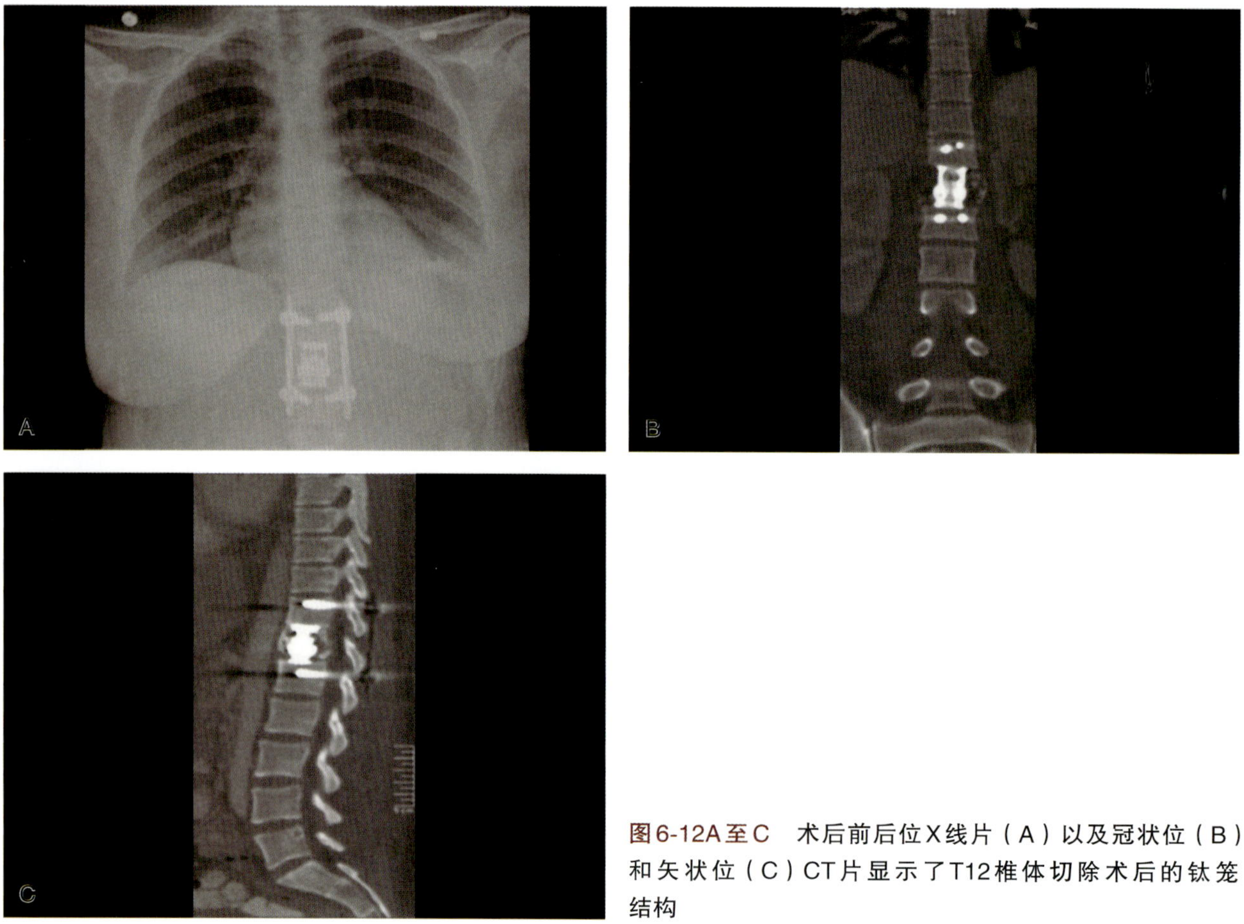


图6-12A至C 术后前后位X线片（A）以及冠状位（B）和矢状位（C）CT片显示了T12椎体切除术后的钛笼结构

如果胸部X线片未见明显异常，可安全拔除引流管并闭合包扎。

## 并发症

- 肋间神经痛。
- 硬膜破损
  - 结合纤维蛋白胶/组织补片/脂肪移植等修补硬膜。轻轻填塞压迫破损处10～20分钟可以使蛛网膜重建。胸膜腔持续脑脊液漏不利于术后管理。
- 肺不张。
- 气胸
  - 如果留置红色橡胶管，应行负压吸引，并应通过胸部X线检查监测病情变化。
  - 出现大量气胸或胸腔积液时应放置胸腔引流管。
- 肺炎。

## 手术预期疗效和不良事件

微创胸膜后胸椎显露可以缩短手术时间和住院时间，减少术中出血。与传统的开放入路相比，微创胸膜后胸椎切除术发生肋间神经痛、尿潴留、下肢无力、硬膜破损、肺不张、胸腔积液、肺炎和感染等并发症的发生率显著降低[1-2]。

## 参考文献

1. Uribe JS, Smith WD, Pimenta L, et al. Minimally invasive lateral approach for symptomatic thoracic disc herniation: initial multicenter clinical experience. J Neurosurg Spine, 2012, 16: 264–279.

**摘要：**一项针对60位行小切口侧方入路手术的胸椎间盘突出症患者的多中心研究。作者称，与传统开放入路相比，小切口侧方入路减少了术中出血，缩短了手术时间、住院时间，减少了术后并发症。

2. Smith WD, Dakwar E, Le TV, et al. Minimally invasive surgery for traumatic spinal pathologies—a mini-open, lateral approach in the thoracic and lumbar spine. Spine, 2010, 35: S338–346.

**摘要：**在行微创胸膜后胸椎入路胸椎手术的52名患者中，有38（73%）名患者的神经功能完全恢复或残留极轻微的神经功能缺损（ASIA分级E或D）。

# 第 7 章

# 经皮骨水泥椎体强化技术

*Alejandro Marquez-Lara, Daniel K Park*
译者 蒋 毅 审校 祝 斌

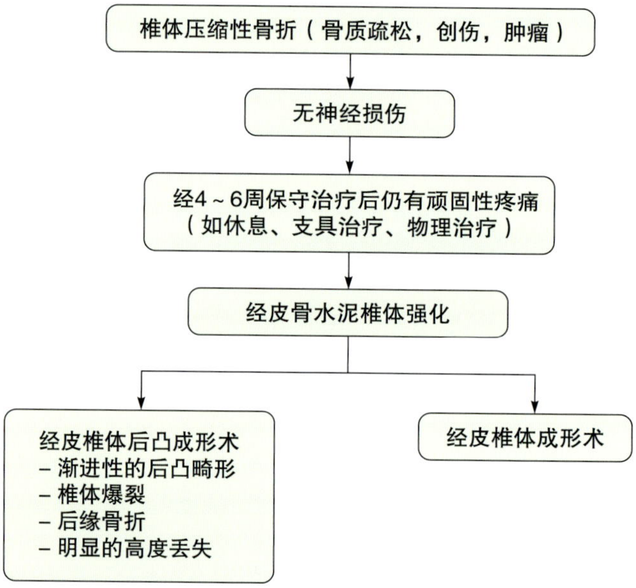


## 临床病例

一位83岁有骨质疏松病史的女性患者，主诉突发性胸背疼痛，否认外伤史。自诉站立和下床活动时疼痛加重，卧床后缓解。体格检查，患者有脊柱轻度后凸畸形，触诊T12～L1棘突有压痛，运动和感觉未见异常。经过6周的物理治疗、服用止痛药物以及支具制动等保守治疗后，患者仍有背部持续疼痛，严重影响生活质量。

## 影像学诊断

- X线平片——正位和侧位

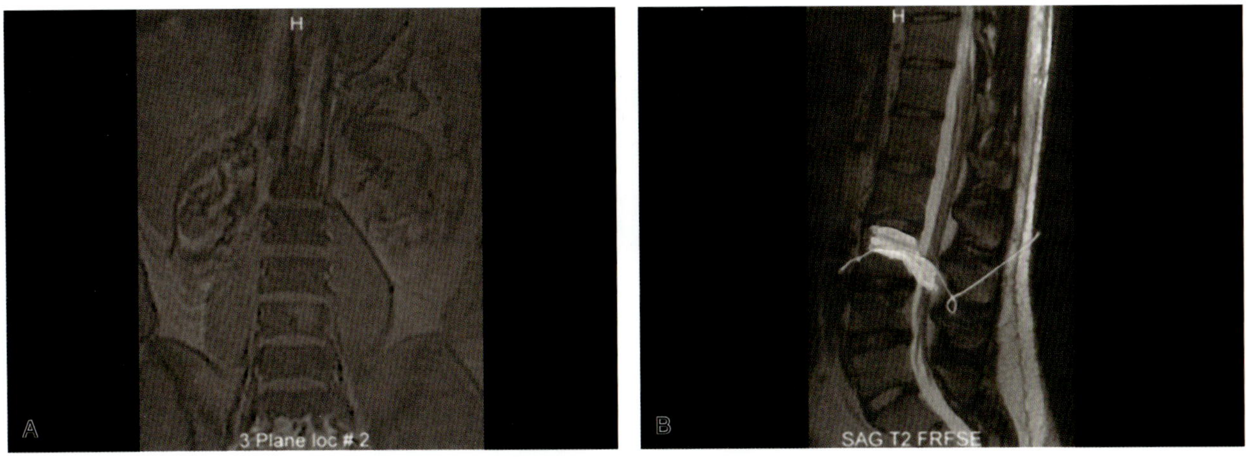


图7-1A和B　术前冠状位（A）和矢状位（B）MRI提示L4椎体无移位的压缩骨折

- 在两个垂直平面的X线平片上可以观察到椎体的塌陷和不稳定
  - X线平片还可评估椎弓根在术中能否容易地辨识。
- 磁共振成像（MRI）（图7-1A和B）
  - T2-加权像的MRI可以通过骨髓水肿信号评估骨折是否新鲜。
  - 常用于评估骨折碎片是否压迫邻近神经结构。
  - MRI可以评估结构的稳定性和后方韧带复合体的情况。
- 计算机断层扫描（CT）
  - CT可以明确骨折类型和椎体后壁的完整性。
  - 仔细分析椎体情况对于骨水泥是否能安全地填充在椎体内非常必要。
  - CT有助于发现可疑的溶骨性病变。

**手术绝对禁忌证**

- 骨水泥过敏。
- 无症状的骨折。
- 有神经症状伴严重椎管狭窄。
- 活动期感染。
- 侵袭入椎管的肿瘤。
- 陈旧骨折。
- 没有纠正的凝血障碍。

**手术相对禁忌证**

- 爆裂性骨折。
- 椎弓根骨折。
- 扁平椎。
- 大于3个节段的骨折。

## 手术适应证

### 椎体压缩性骨折伴有难治性或消耗性疼痛

- 创伤
  - 稳定。
  - 不稳定——骨水泥强化可以作为对后方内固定手术的补充。
- 病理性骨折
  - 肿瘤
    - 原发性。
    - 转移性。

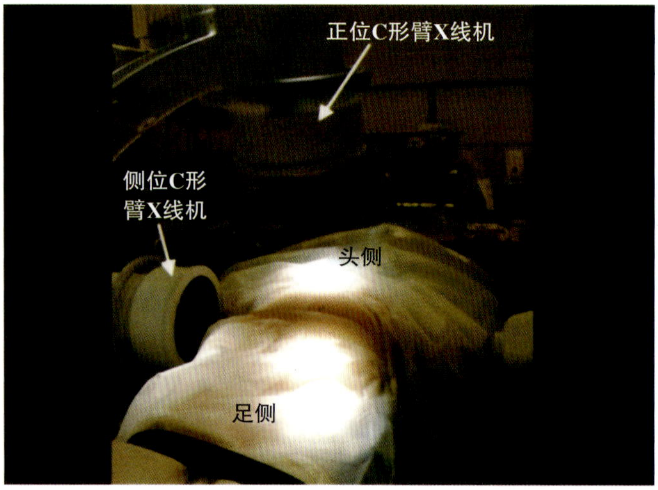


图7-2 患者俯卧，2台C形臂X线机，术中进行两个平面的透视

  - 骨质疏松性

## 手术设备和器械

- 可透射线的手术床。
- 术中透视设备
  - 1台或2台C形臂X线机（正侧位）。
- 穿刺套管。
- 球囊（用于后凸成形术）。
- 骨水泥-聚甲基丙烯酸甲酯。

**手术设备和器械小贴士**

- 一个包装的骨水泥可以用于多个节段。将骨水泥放置在无菌的冰水盆里可以延缓其聚合凝固的时间。
- 确定处理的节段后填装骨水泥。一般情况下，为了防止骨水泥的单体毒性，一次操作不超过3个椎体。

## 手术体位和设备摆放

- 操作可在监护麻醉或气管插管全麻下完成。
- 患者俯卧于可透射线的手术床上
  - 骨突处垫体位垫。
- 透视设备摆放（图7-2）
  - 正位透视需将影像增强器直对患处
    - 如果应用两台C形臂X线机，建议在摆放正位X线机并获得标准的正位影像后再摆放侧位X线机。
  - 侧位X线机C形臂可以位于患者腹侧或背侧，并偏向头部。
  - 在正侧位上确定椎弓根的位置。

## 手术相关解剖

- 相关解剖（图7-3A至G）

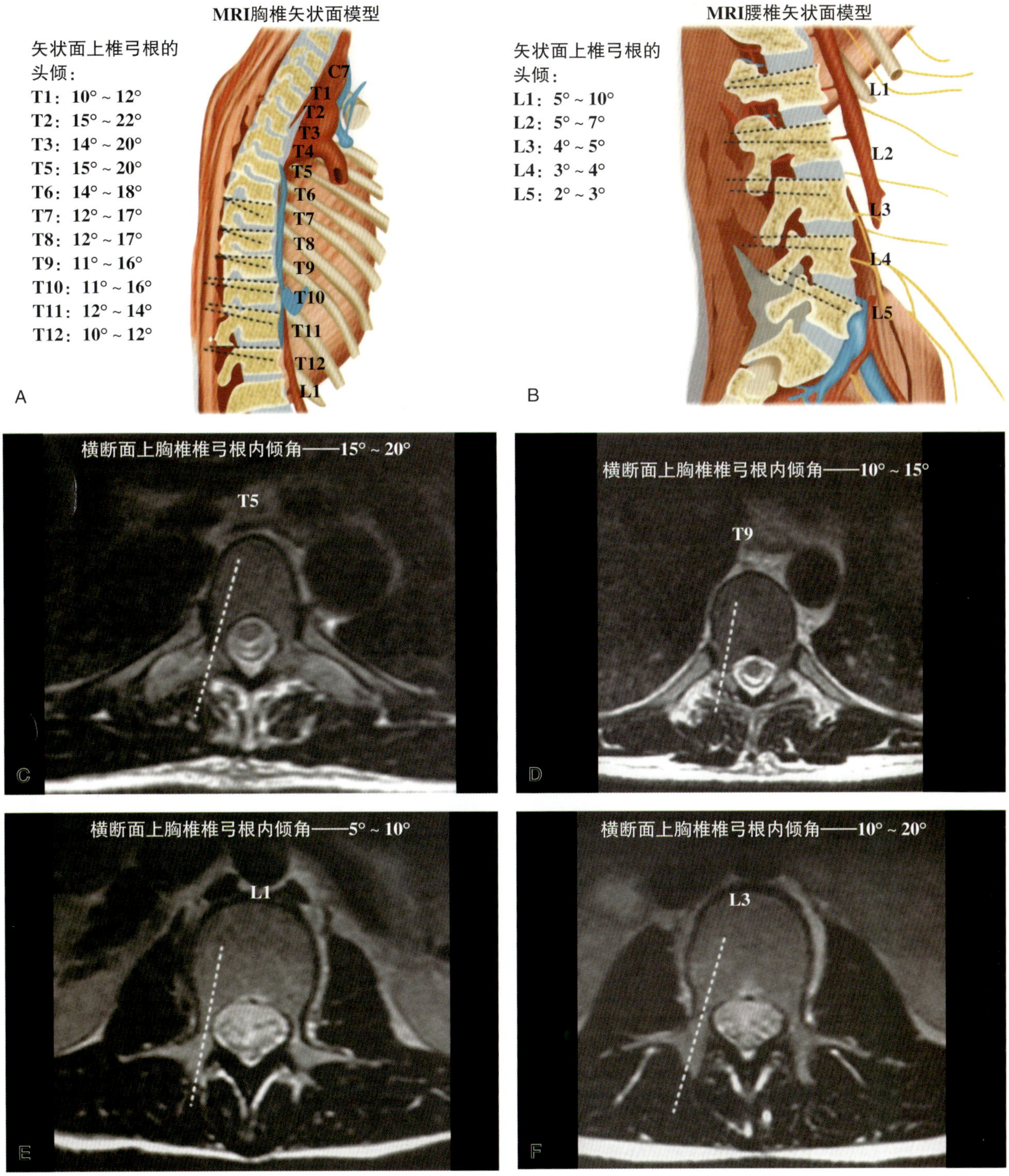
MRI胸椎矢状面模型
矢状面上椎弓根的头倾：
T1：10° ~ 12°
T2：15° ~ 22°
T3：14° ~ 20°
T5：15° ~ 20°
T6：14° ~ 18°
T7：12° ~ 17°
T8：12° ~ 17°
T9：11° ~ 16°
T10：11° ~ 16°
T11：12° ~ 14°
T12：10° ~ 12°
C7
T1
T2
T3
T4
T5
T6
T7
T8
T9
T10
T11
T12
L1
A
MRI腰椎矢状面模型
矢状面上椎弓根的头倾：
L1：5° ~ 10°
L2：5° ~ 7°
L3：4° ~ 5°
L4：3° ~ 4°
L5：2° ~ 3°
L1
L2
L3
L4
L5
B
横断面上胸椎椎弓根内倾角——15° ~ 20°
T5
C
横断面上胸椎椎弓根内倾角——10° ~ 15°
T9
D
横断面上胸椎椎弓根内倾角——5° ~ 10°
L1
E
横断面上胸椎椎弓根内倾角——10° ~ 20°
L3
F

图7-3A至F

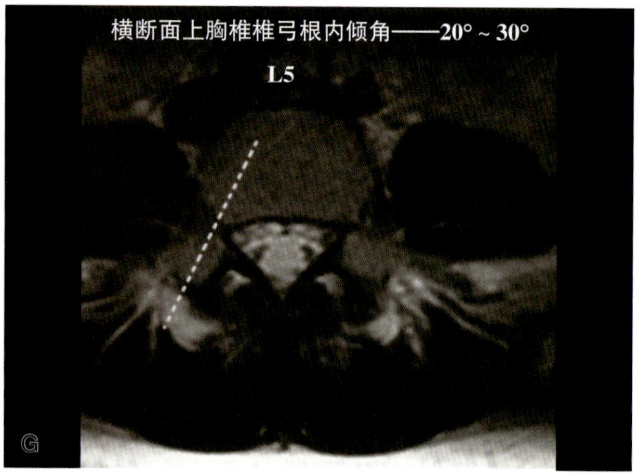


图7-3A至G　胸椎（A）和腰椎（B）矢状位断面显示的矢状位椎弓根的角度。不同节段的胸椎（C和D）和腰椎（E至G）轴位CT扫描显示的横断面上的椎弓根定位

- 胸椎椎弓根的内侧壁比外侧壁薄。
- 在横断面上，胸椎椎弓根的内倾角从T1的30°逐渐减少至T12的7°。在矢状面上，椎弓根的头倾角为10°～20°（图7-3A和C）。
- 腰椎椎弓根在横断面上的内倾角由L1的5°～10°逐渐增加至L5的20°～30°。在矢状面上椎弓根有相对轻度的2°～10°尾倾（图7-3B和D）。

## 手术具体步骤

- 第一步
  - 确定手术节段后，透视定位椎弓根外侧壁旁开10 mm纵向切口5～10 mm
    - 正位椎弓根外缘和上缘的交点有助于确定切口（图7-4）。
  - 在横突中线和上关节突外侧缘的交点处内倾置入穿刺针（图7-5）
    - 穿刺针的穿刺进入点在椎弓根的外上角（右侧2点钟位置，左侧10点钟位置）。
    - 穿刺针的位置应最大限度地远离出口神经根（紧贴椎弓根下方发出）。
- 第二步
  - 在正侧位透视下通过轻柔地旋转或锤击，使穿刺针进入5 mm。

**手术小贴士**

- 椎体成形时，先置入所有的工作管道，然后分次注入骨水泥。
- 椎体后凸成形时，首先置入工作管道，再用球囊扩张，然后注入骨水泥。

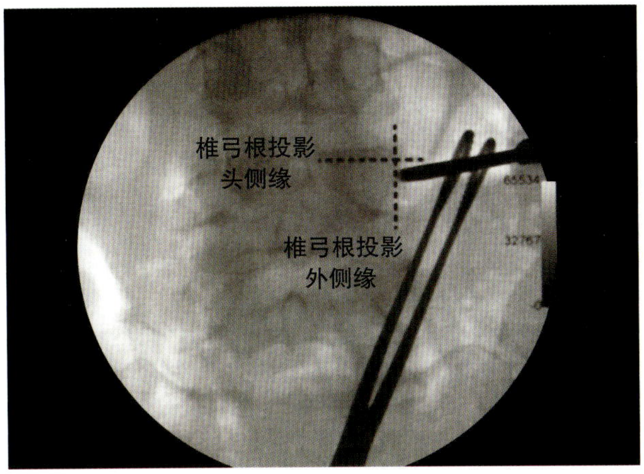


**图 7-4**　术中正位透视像显示了椎弓根外上缘穿刺点，并确定皮肤切口

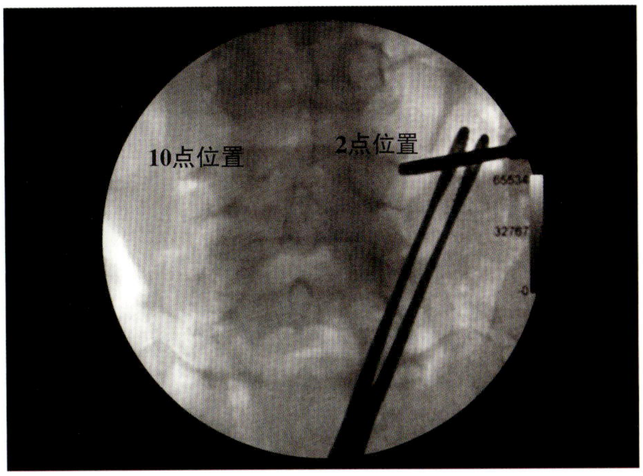


**图 7-5**　术中正位透视像显示了正确的穿刺点

- 在侧位透视时，在穿刺针的尖端没有进入椎体后缘之前，注意正位透视时针尖不能超过椎弓根内侧壁（图 7-6A 和 B）
  - 如果穿刺针尖端在进入椎体后缘（15 ~ 20 mm）之前就已经穿过了椎弓根内侧壁，应重新规划穿刺径路。
- 在对侧椎弓根和其他手术节段重复以上操作（图 7-7A 和 B）。

● 第三步
- 对于椎体后凸成形术，一旦穿刺针工作套管的位置确定，即可通过套管将球囊放置到椎体前部并扩张球囊（图 7-8A 和 B）
  - 确定球囊在椎体的前部，以防在球囊膨胀时骨块后退进入椎管。

● 第四步
- 在正侧位透视下将骨水泥连续地注入椎体（图 7-9A 和 B）
  - 如果骨水泥弥散侵犯椎体骨性边界或溢出，应停止操作。
  - 骨水泥不应超过椎体后缘。
- 操作结束时，在正位片上，骨水泥填充应超过中线（图 7-10A 和 B）。

**手术小贴士**
- 如果使用一部C形臂X线机，只要套管针的尖端在椎弓根内侧壁的外方，穿刺针可以进入 15 ~ 20 mm，然后侧位透视确定套管尖端进入椎体后缘。

**手术小贴士**
- 如果穿刺针尖端已经接近中线，可以行单侧穿刺。

**手术小贴士**
- 通常注入的骨水泥量应超过球囊的膨胀体积。这样可以避免医源性的椎体塌陷。
- “蛋壳”技术有助于维持骨折复位。在初步球囊扩张后，可以在空腔内注入少量骨水泥（4 ~ 5 ml），再插入球囊轻柔地扩张来形成一个薄的壳来稳定复位。

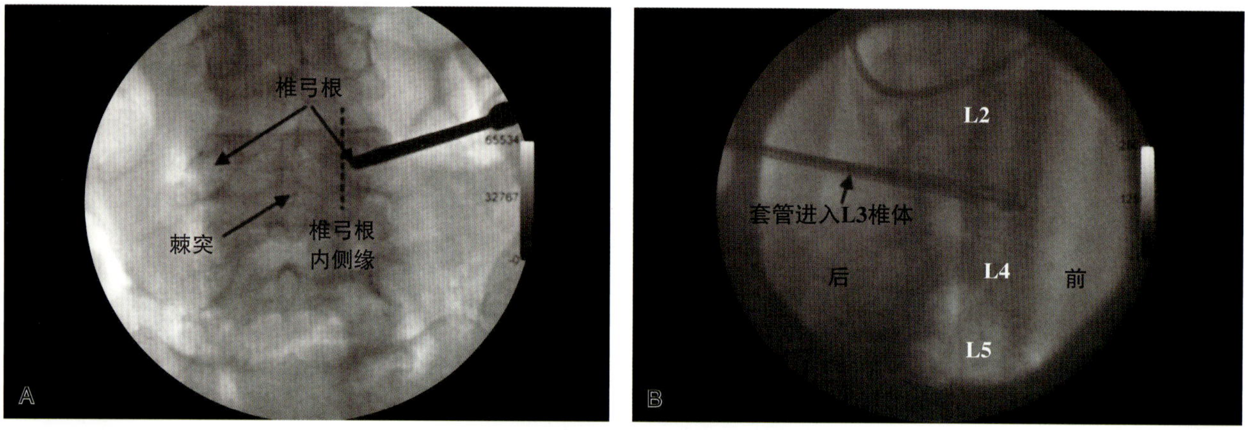


图7–6A和B　术中正位（A）和侧位（B）透视像显示了穿刺针沿着椎弓根的内侧经过椎体后缘进入椎体

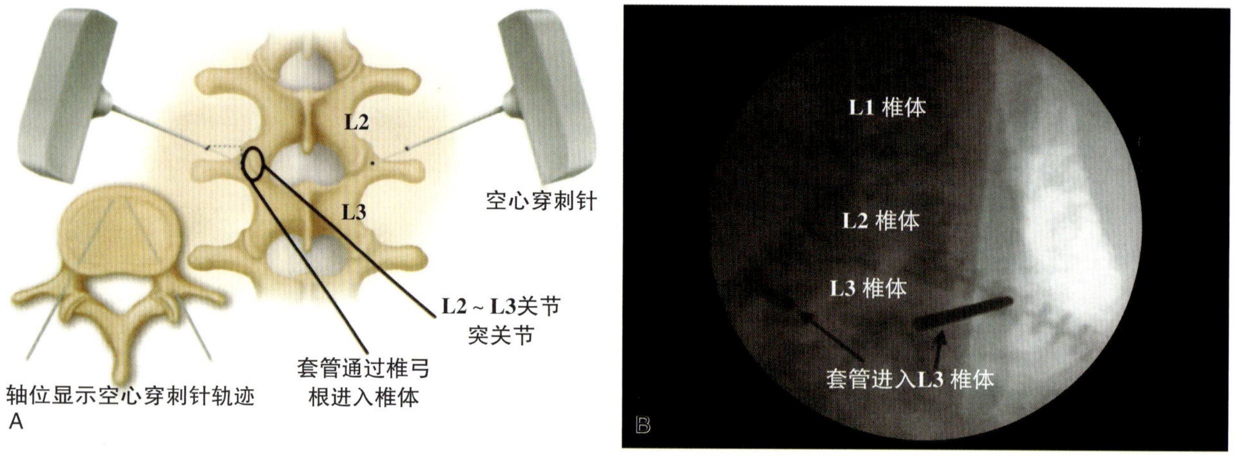


图7-7A和B　手术模拟图（A）和术中正位透视像（B）显示了双侧穿刺针的正确位置

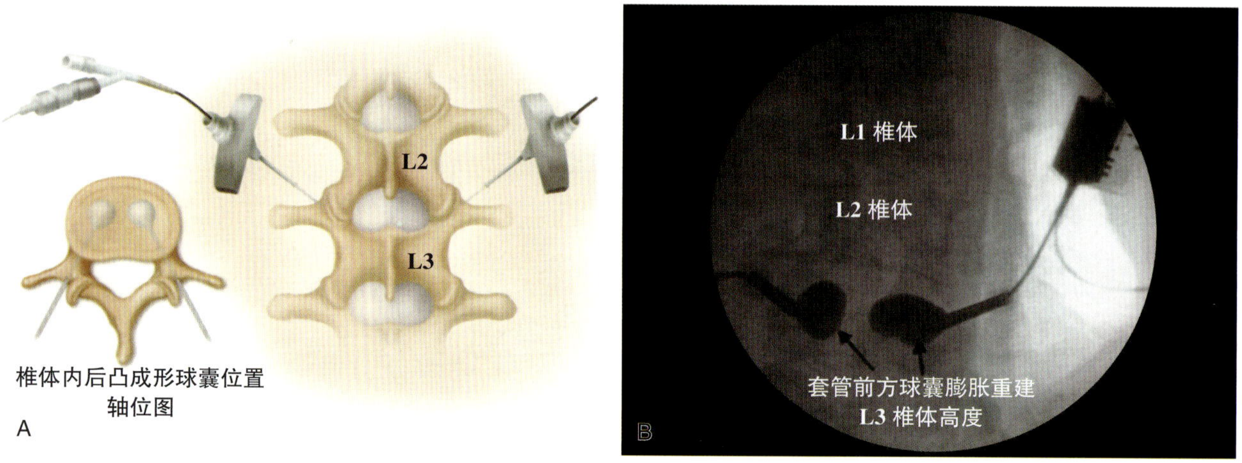


图7-8A和B　操作示意图（A）和术中正位透视（B）显示在椎体内的球囊膨胀

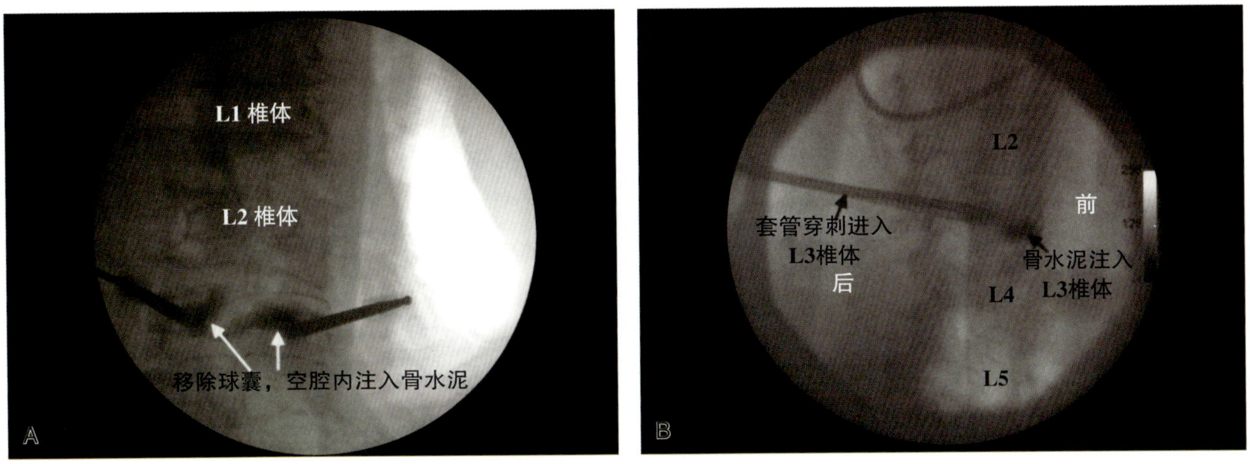


图 7-9A 和 B　术中透视正位（A）和侧位（B）像显示骨水泥正在被注射入椎体

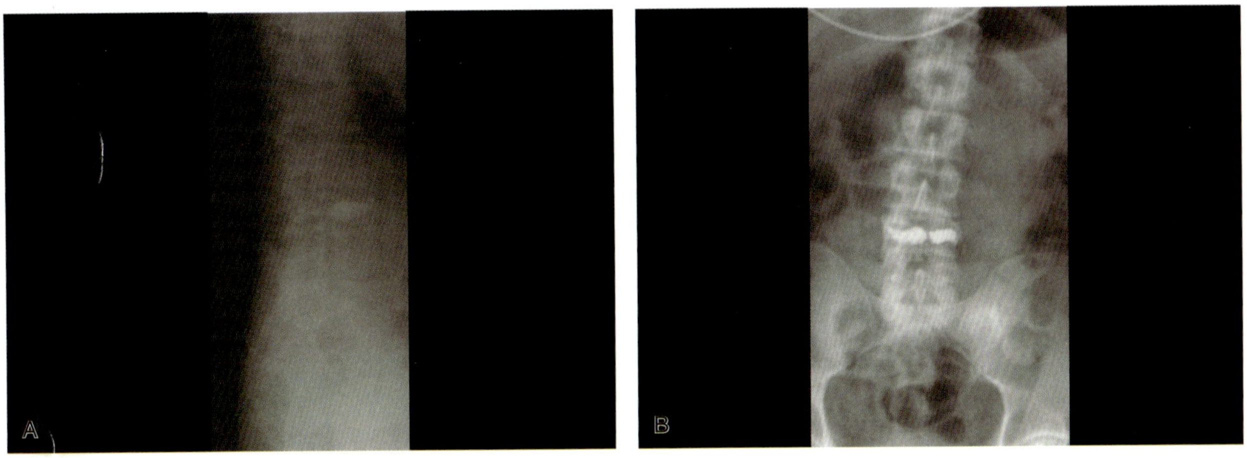


图 7-10A 和 B　L4 椎体注入骨水泥后术后的正位（A）和侧位片（B）

## 手术并发症

- 骨水泥渗漏（13% ～ 52%）——大多数无症状
  - 骨水泥渗漏至椎间孔或椎管可以导致神经根或脊髓症状。
  - 骨水泥渗漏至邻近静脉可以导致骨水泥性肺栓塞。但大多数没有症状，不推荐常规行胸部X线或CT扫描检查。
- 邻近节段压缩骨折
  - 研究表明，在椎体强化后，邻近节段压缩骨折的发生率为38%。但骨折椎体的数量和骨质疏松的程度是主要的危险因素[1]。

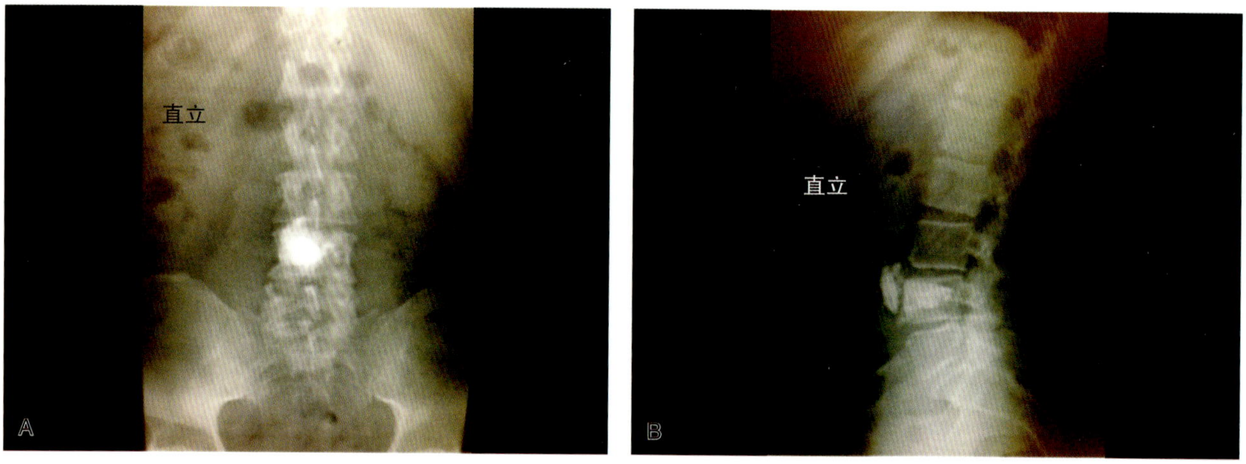


图7-11A和B 术后正位（A）和侧位（B）片显示无症状的骨水泥前方溢出

## 手术预期疗效和不良事件

- 尽管椎体后凸成形术的骨水泥渗漏率为13%，椎体成形术的渗漏率高达52%，但很少有临床症状（0～0.8%）（图7-11A和B）。椎体球囊扩张后在低压环境下注入高黏度的骨水泥可以降低渗漏率。
- 由于骨质疏松性压缩骨折顽固性疼痛的患者不论接受椎体成形术还是接受椎体后凸成形术，其长期的生存率均高于保守治疗患者[3]。
- 椎体后凸成形术微创手术治疗骨质疏松性压缩骨折安全有效。一项随机对照试验显示，在1个月时，椎体后凸成形术相对于保守治疗具有明显优势，但在12个月时手术效果下降[4]。
- 文献中对于椎体成形术治疗骨质疏松性压缩骨折的效果仍存在争议[1,5]。两项随机、双盲、安慰剂对照试验表明，椎体成形术相对于假手术组的疗效没有统计学意义[6-7]。
- 美国骨科医师协会分析了发表的骨水泥强化技术文献，针对治疗骨质疏松性压缩骨折，不推荐椎体成形术，对椎体后凸成形术推荐等级为“弱推荐”。

## 参考文献

1. Asenjo JF, Rossel F. Vertebroplasty and kyphoplasty: new evidence adds heat to the debate. Current Opinion in Anaesthesiology, 2012, 25: 577–583.

**摘要：**一篇围绕骨水泥强化技术疗效方面的、经过良好设计的前瞻性临床试验的Meta分析文章。作者认为，与保守治疗相比，骨水泥强化技术可以达到较好的和快速的止痛效果并促进功能恢复。

2. Lee MJ, Dumonski M, Cahill P, et al. Percutaneous treatment of vertebral compression fractures—a meta-analysis of complications. Spine, 2009, 34: 1228-1232.

**摘要：**一篇有关经皮椎体成形术和后凸椎体成形术疗效对比的Meta分析文章。作者通过分析121例相关病例发现，与经皮椎体后凸成形术相比，经皮椎体成形术手术相关并发症、骨水泥渗漏（有症状或无症状）的发生率均较高。

3. Gerling MC, Eubanks JD, Patel R, et al. Cement augmentation of refractory osteoporotic vertebral compression fractures: survivorship analysis. Spine, (Phila Pa 1976), 2011, 36: E1266-E1269.

**摘要：**一篇有关骨质疏松性椎体压缩骨折经过骨水泥强化技术或传统保守治疗后患者生存率方面长期疗效的回顾性文献。作者认为，与对照组相比，骨水泥强化组的远期生存优于对照组。

4. Wardlaw D, Cummings SR, Van Meirhaeghe J, et al. Efficacy and safety of balloon kyphoplasty compared with non-surgical care for vertebral compression fracture (FREE): a randomised controlled trial. Lancet, 2009, 373: 1016-1024.

**摘要：**一篇有关新鲜椎体骨折后经皮椎体后凸成形术和传统治疗方式的随机对照研究的文章，尽管经皮椎体后凸成形术与保守治疗相比的临床疗效较好，但在术后12个月时大多数疗效指标之间的差距逐渐减小。

5. Klazen CA, Lohle PN, de Vries J, et al. Vertebroplasty versus conservative treatment in acute osteoporotic vertebral compression fractures (Vertos II): an open-label randomised trial. Lancet, 2010, 376: 1085-1092.

**摘要：**一篇有关椎体压缩骨折后、经皮椎体成形术和保守治疗之间临床疗效和生活质量评分的随机对照研究。作者的结论是：经皮椎体成形术是一种有效和安全的治疗方法，与保守治疗组相比，经皮椎体成形术可以取得即时和持久（1年）的疼痛缓解。

6. Buchbinder R, Osborne RH, Ebeling PR, et al. A randomized trial of vertebroplasty for painful osteoporotic vertebral fractures. N Engl J Med, 2009, 361: 557-568.

**摘要：**一篇有关1～2节痛性骨质疏松性椎体压缩骨折患者治疗方面的多中心、双盲、假手术对照研究的文章。78例患者随机给予经皮椎体成形术或假手术。作者认为，在术后1周、1个月、3个月和6个月后两组之间的疗效没有统计学意义。

7. Kallmes DF, Comstock BA, Heagerty PJ, et al. A randomized trial of vertebroplasty for osteoporotic spinal fractures. N Engl J Med, 2009, 361: 569-579.

**摘要：**一篇有关1～3节痛性骨质疏松性椎体压缩骨折患者治疗方面的多中心、双盲、假手术对照研究的文章。131例患者随机给予经皮椎体成形术或假手术。作者认为，两组之间术后症状改善相似。

# 第 8 章

# 微创腰椎椎间盘切除术

*Sreeharsha V Nandyala, Gabriel Duhancioglu, Daniel D Bohl, Kern Singh*
译者 蒋 毅 审校 祝 斌

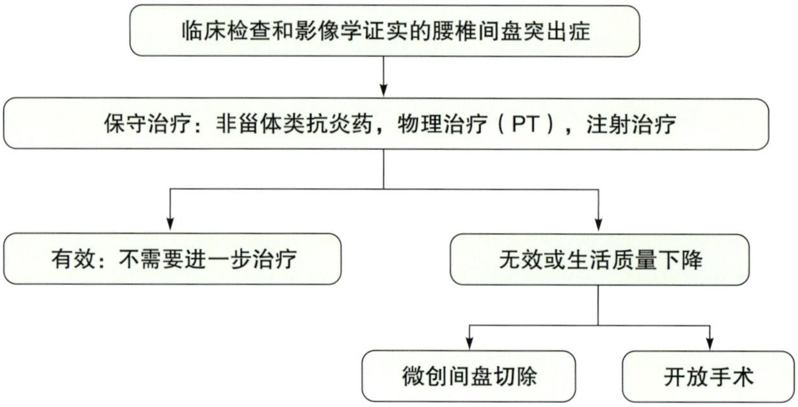


## 临床病例

48 岁，女性患者，腰痛加重并伴有左下肢放射痛。体格检查提示，患者 S1 神经根受压导致放射痛，跟腱反射消失，左侧腓肠肌肌无力。

## 影像学诊断

- X 线平片——正位和侧位
  - 有助于评估可能影响暴露的腰椎骨性异常（如残遗骶椎间盘、隐形脊柱裂）。
  - 分辨移行椎（骶椎腰化）。
- 磁共振成像（图 8-1A 和 B）
  - 提供详细的突出间盘程度和定位评估，有助于术中的定位。

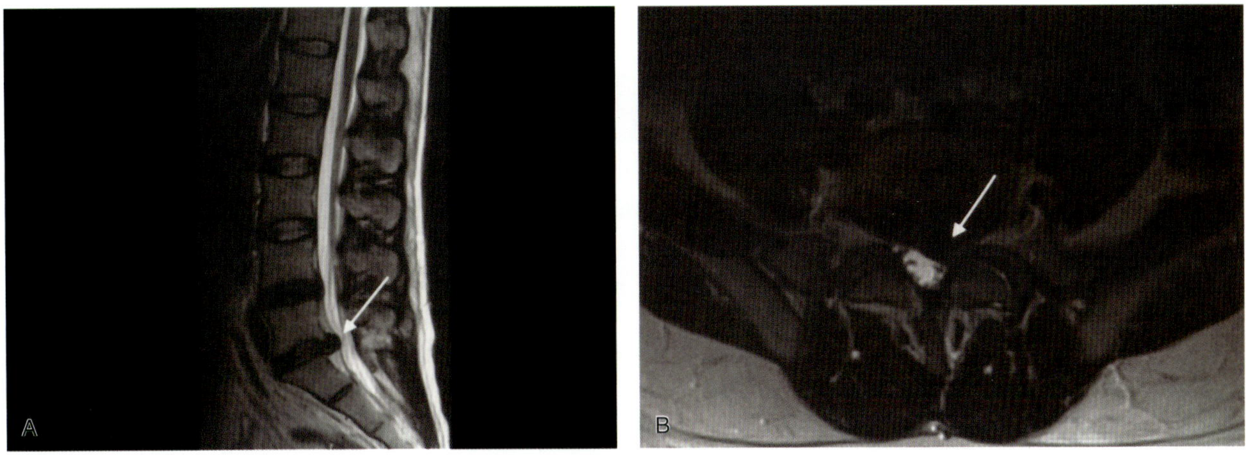


图 8-1A 和 B　术前矢状位（A）和轴位（B）MRI 显示间盘向左侧外后方突出

## 手术适应证

- 腰椎间盘突出症
  - 放射性疼痛。
  - 肌力下降。
  - 持续性疼痛。
  - 保守治疗无效。

**适应证小贴士**

- 极外侧间盘突出位于椎间孔位置并压迫出口根，这种情况推荐极外侧入路间盘切除。

## 手术设备和器械

- Jackson 手术床。
- 术中透视设备。
- 显微镜或头戴式放大镜。
- 系列扩张管。
- 管状撑开器。
- 显微镜下工具
  - 咬骨钳。
  - 刮匙。
  - 磨钻。
- 电刀（凝）。

**器械小贴士**

- 在先天性椎管狭窄患者，使用更小直径的撑开器可以通过将通道放置于关节突内侧以改善视野。

## 手术体位和设备摆放

- 患者俯卧于 Jackson 手术床（图 8-2）
  - 腹部悬空可减少腹内压力并避免静脉充血。
- 上肢外展，肘关节屈曲 90°

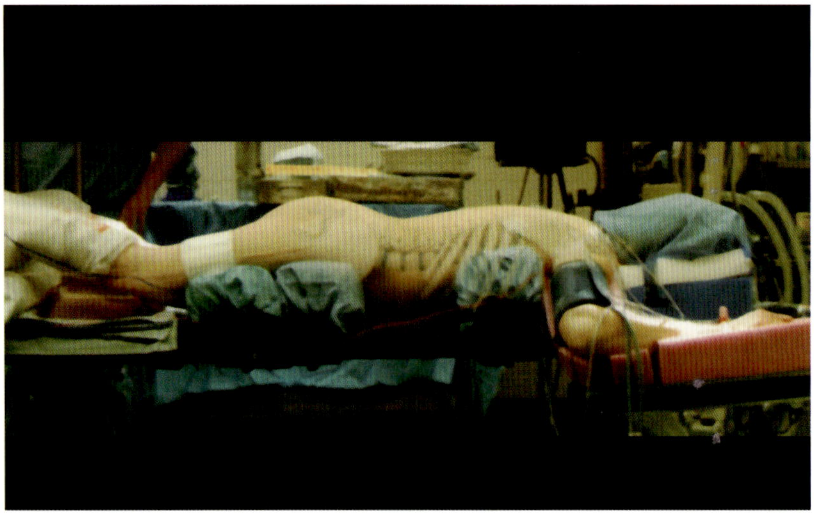

图8-2 患者俯卧于Jackson手术床，在患者胸部、髋关节、大腿、膝关节和上肢垫软垫

- 骨突处垫软垫（肘关节，髌骨）。
- 放置胸垫加大腰椎前凸。
- 手术医生位于患侧，透视机、监视器和显微镜放置于对侧。

## 腰椎椎间盘切除术

### 手术相关解剖和显露

#### 相关解剖

- 辨识椎弓根对于术中定位椎间隙和神经根非常关键
  - 椎板间隙的外下角是定位椎弓根的可靠标记，可通过剥离该处的黄韧带来暴露椎弓根内侧壁
    - 椎间隙高于椎弓根5 ～ 10 mm，其走行根恰好位于椎弓根内侧壁的内侧。

#### 手术显露

- 透视定位责任间隙。
- 中线旁开1.5 cm做一个1 ～ 2 cm的纵向皮肤切口，然后切开深筋膜。
- 插入初级扩张器至目标位置
  - 正位上，接触点位于上位椎板的下部、棘突间隙的外侧。
  - 当将初级扩张器定位于上位椎板时（触感反馈），侧位片可以确定责任间隙和扩张器的位置。

**显露小贴士**

- X线透视下准确放置管状撑开器可以确保准确到达椎板间隙和椎间盘。
- 一旦撑开器放置到位，要避免其移位以免误导手术部位。

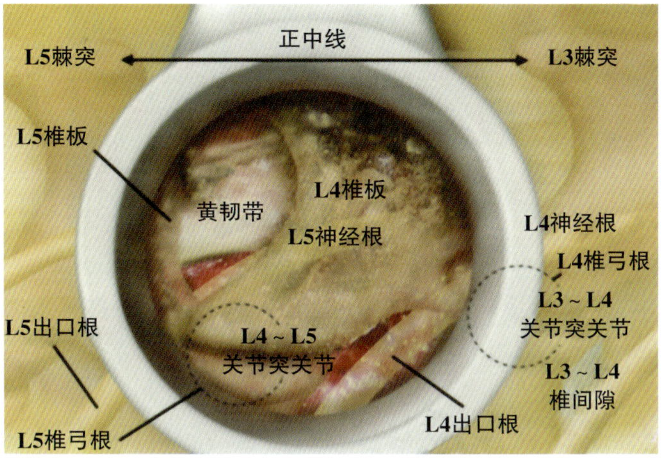


图8-3　切除黄韧带后观察神经根和椎间隙、上位椎板（L4）的下部以及关节突关节的内侧结构

- 一旦初级扩张器到达合适的位置，将系列扩张通道依次导入。然后置入管状撑开器并连接蛇形臂固定器。
- 应用双极电凝去除椎板表面所有残留的肌肉和软组织以适当暴露并观察组织结构。

## 腰椎椎间盘切除术——手术具体步骤

- 第一步
  - 辨识关节突关节、椎板间隙以及上位椎板下部（图8-3）。
  - 使用垂体钳去除黄韧带上方残留的软组织。
- 第二步
  - 充分显露后，用高速磨钻磨除上位椎板的下部（图8-4A至C）
    - 可以向头端继续切除椎板直到黄韧带附着点。
  - 用枪钳分离切除黄韧带以暴露硬膜。
  - 用高速磨钻磨除部分关节突关节，准备进入椎间隙的空间。
- 第三步
  - 轻柔地将走行根拉向内侧，用双极电凝处理椎间盘表面的血管。
  - 如果需要，可以用刀切开纤维环。
- 第四步
  - 用垂体钳取出所有松动的碎裂髓核。

**第二步小贴士**

- 确认峡部有助于确定减压的外缘。多数情况下需要保留9 mm以上的峡部。

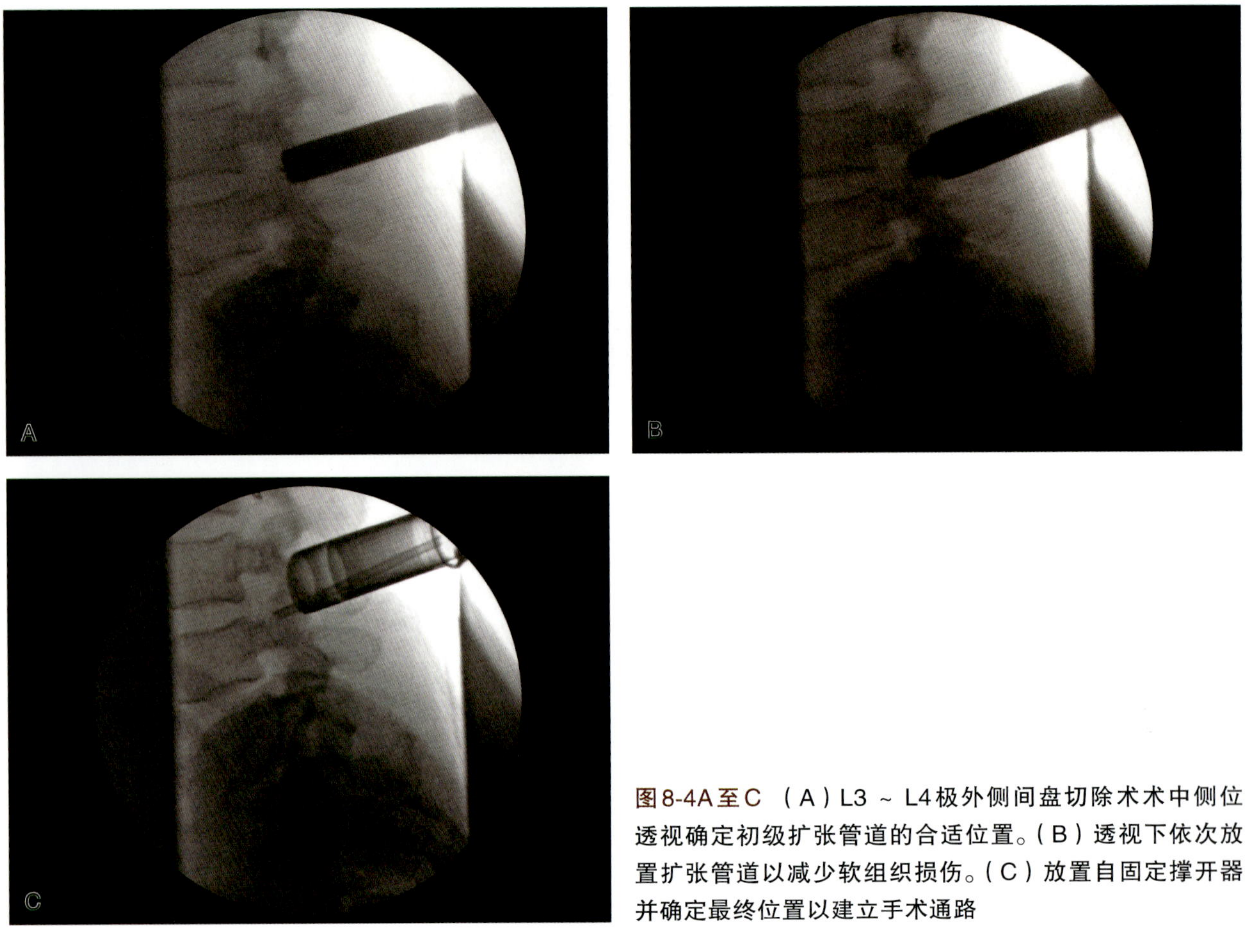


图8-4A至C （A）L3～L4极外侧间盘切除术术中侧位透视确定初级扩张管道的合适位置。（B）透视下依次放置扩张管道以减少软组织损伤。（C）放置自固定撑开器并确定最终位置以建立手术通路

- 切除椎间盘直到椎间孔区域的出口根减压
  - 神经根移动＞1 cm可以作为除直视观察外判定减压充分的标准。

## 极外侧腰椎椎间盘切除术

### 手术相关解剖和显露

#### 相关解剖

- 椎间孔区域背侧覆盖结构在腰椎节段各不相同。在L5节段，峡部的外侧缘遮挡椎间孔。在L4及以上节段，由于峡部的外侧缘变得越来越靠内，以至于在近端（L2～L1）遮挡椎间孔区域的结构变成了横突间筋膜。
- 从横突的下内缘开始确定上位椎弓根的外侧边界。
- 出口根恰好在上位椎弓根的下方，由椎管内发出。突出椎间盘常将神经根向头侧和外侧推挤，将出口神经根向头侧

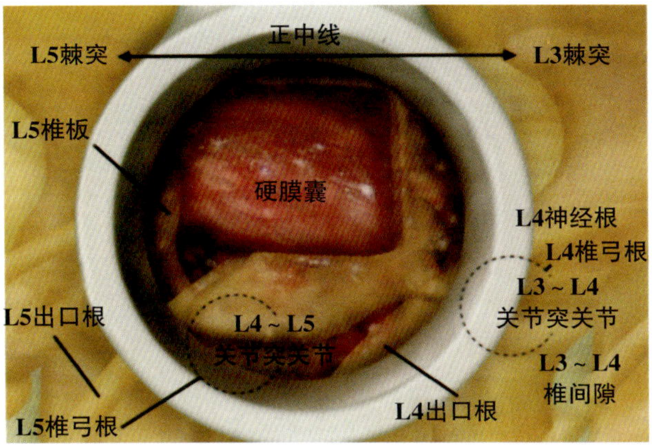


图8-5　通过自固定手术工作通道观察辨认解剖标识

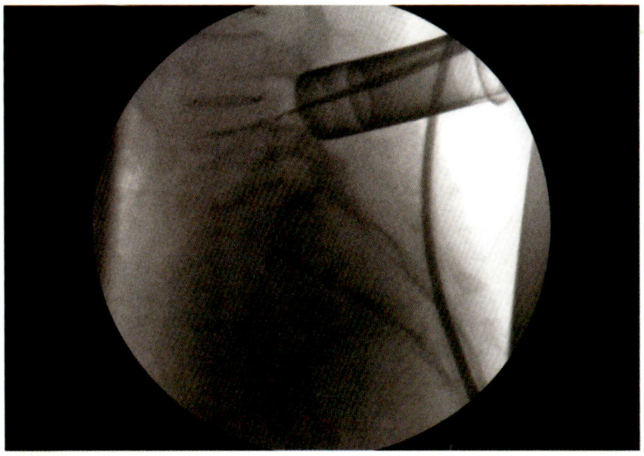

图8-6　术中侧位透视显示管状撑开器放置在合适的节段

椎弓根方向推挤。

手术显露

- 通过正位透视明确责任节段（图8-5）。
- 在峡部外侧纵行切开皮肤1～2 cm，类似于下位椎弓根钉置入的路径。
- 插入初级扩张器至合适的位置
  - 在正位上，落点应在下位横突的上部以及关节突关节和峡部的外侧部分。
- 一旦初级扩张器放置在合适的位置，依次放置扩张通道，然后置入管状撑开器。连接蛇形臂固定器（图8-6）。
- 应用双极电凝去除椎板表面所有残留的肌肉和软组织以暴露并观察组织结构。

## 极外侧腰椎椎间盘切除术——手术具体步骤

- 第一步
  - 辨认下位横突的上界、关节突关节以及峡部的外侧结构（图8-7）
    - 如果处理L5～S1节段，可能需要应用高速磨钻以部分去除S1上关节突、L5横突下部和骶骨翼上部。
- 第二步
  - 辨认横突间筋膜，并用弯刮勺和双极电凝从低位横突剥除（图8-8）。
  - 如果需要，用高速磨钻磨除小部分峡部外侧结构以充分

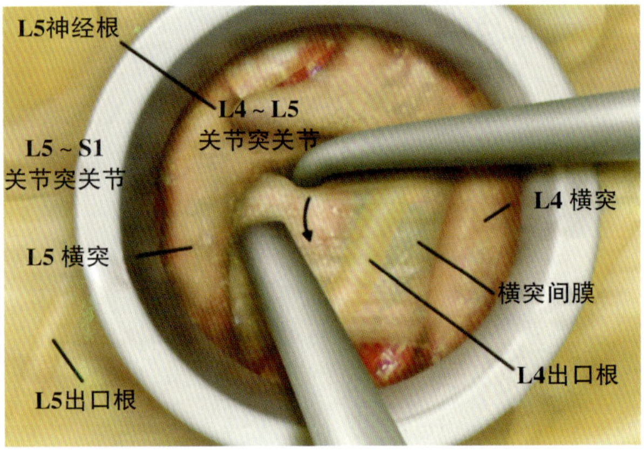


图8-7 极外侧间盘切除术术中在工作通道下观察解剖标识

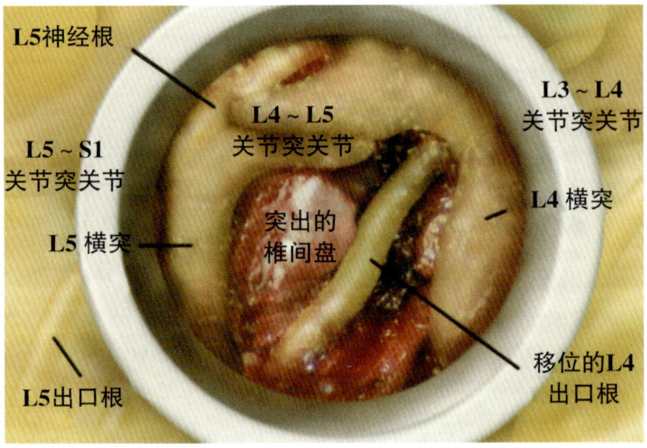


图8-8 去除横突间隔膜后可以更好地观察解剖结构

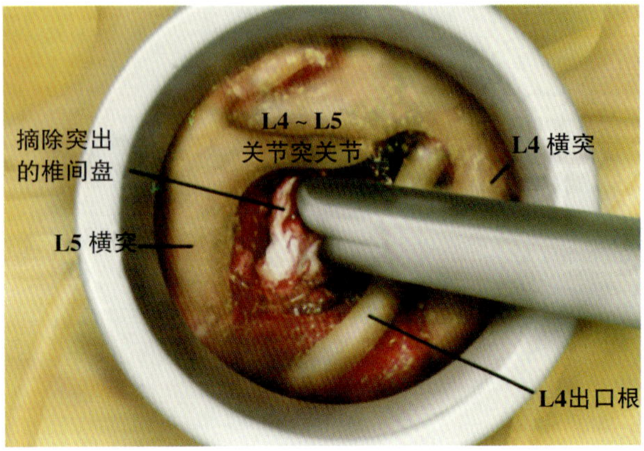


图8-9 突出椎间盘致L4 ～ L5神经根受压移位

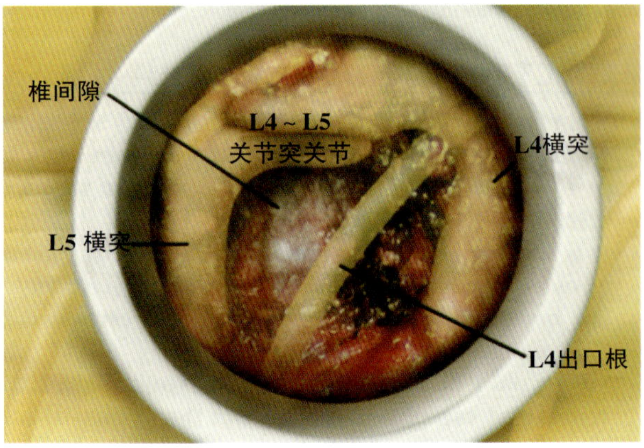


图8-10 切除突出间盘后减压的神经根

暴露神经根。

- 第三步
  - 辨识向突出椎间盘背外侧移位的出口神经根（图8-9）。
- 第四步
  - 轻柔地向近端牵拉神经根，然后用垂体钳取出间盘碎片（图8-10）。
  - 如果需要，清楚地辨识神经根和间盘界面，然后用刀切开纤维环，再用垂体钳取出椎间隙的间盘碎片。
- 第五步
  - 用神经探钩沿神经根的上方、下方和椎间孔侧探查，以确定无碎片残留。
  - 如果椎间孔狭窄，从外向内用枪钳去除椎间孔和外侧的骨性增生结构。

## 术后管理

### 并发症

- 椎间盘突出复发（最常见）。
- 腰椎失稳
  - 仔细评估骨性解剖结构，避免切除过多的峡部和关节突关节可以防止稳定性丧失。
- 神经失用
  - 对神经根的粗暴牵拉可以导致神经失用。牵拉神经根的动作应轻柔，并且应减少牵拉的时间。
- 硬膜破裂
  - 一般来说，紧密闭合伤口，利用椎旁肌减少死腔可以减少脑脊液渗漏。患者应平卧休息 24 小时。
  - 也可以选择应用复合纤维蛋白胶的补片配合卧床休息。

## 手术预期疗效和不良事件

- 与激进的间盘切除（椎间盘次全切）相比，有限的间盘切除（显微椎间盘切除术）术后长期随访的腰痛和腿痛发生率较低[1]。
- 在住院需求、住院时间、预估失血和术后镇痛应用等方面，微创椎间盘切除术是否优于显微外科椎间盘切除仍不明确[2-3]。
- 微创椎间盘切除术和开放手术的临床效果以及并发症发生率类似，但微创手术治疗费用更低[4]。
- 极外侧间盘切除术通常效果良好，但复发和持续存在的腿痛发生率为 21.7%[5]。

## 参考文献

1. McGirt MJ, Ambrossi GL, Datoo G, et al. Recurrent disc herniation and long-term backpain after primary lumbar discectomy: review of outcomes reported for limited versus aggressive disc removal. Neurosurgery, 2009, 64: 338-344; discussion 344-335.

**摘要：**一篇有关彻底和有限椎间盘切除术疗效方面文献的系统回顾。作者认为，激进的椎间盘切除术后远期患者腰痛和腿痛的复发率比较高，但有限椎间盘切除术的椎间盘突出复发率较高。

2. German JW, Adamo MA, Hoppenot RG, et al. Perioperative results following lumbar discectomy: comparison of minimally invasive discectomy and standard microdiscectomy. Neurosurgical Focus, 2008, 25: E20.

**摘要：**一篇回顾性研究。与开放显微椎间盘切除术相比，微创手术创伤较小，住院时间短，术中失血少，术后镇痛药使用少，再入院率低。

3. Harrington JF, French P. Open versus minimally invasive lumbar micro-discectomy: comparison of operative times, length of hospital stay, narcotic use and complications. Minimally invasive neurosurgery: MIN, 2008, 51: 30-35.

**摘要：**一篇关于微创腰椎间盘切除术和开放微创腰椎间盘切除术之间的短期临床结果分析。两者之间在手术时间、术中失血量、并发症和临床疗效之间无统计学差异，但微创手术的住院时间更短，需要的止痛药也较少。

4. Lee P, Liu JC, Fessler RG. Perioperative results following open and minimally invasive single-level lumbar discectomy. Journal of clinical neuroscience: official journal of the Neurosurgical Society of Australasia, 2011, 18: 1667-1670.

**摘要：**回顾性分析。显示微创经通道椎间盘切除术的创伤较小，在住院时间方面与开放手术来说相比较短。作者的结论是：鉴于全国范围内大量的椎间盘切除术的施行，这些优势可以转化为实质的费用节约。

5. Chang SB, Lee SH, AhnY, Kim JM. Risk factor for unsatisfactory outcome after lumbar foraminal and far lateral microdecompression. Spine, 2006, 31: 1163-67.

**摘要：**分析了极外侧型椎间盘突出症行椎间盘切除术后疗效不满意的危险因素。平均随访时间为38.4个月。21.7%（40/184）的患者出现了术后复发或持续性的腿痛。作者的结论是：如果患者的椎间盘突出压迫了双根，则其术后复发或持续性腿痛的概率会提高3倍。

# 第 9 章

# 微创经椎间孔入路腰椎椎间融合术

Alejandro Marquez-Lara, Junyoung Ahn, Kern Singh
译者　王　飞　审校　文天林

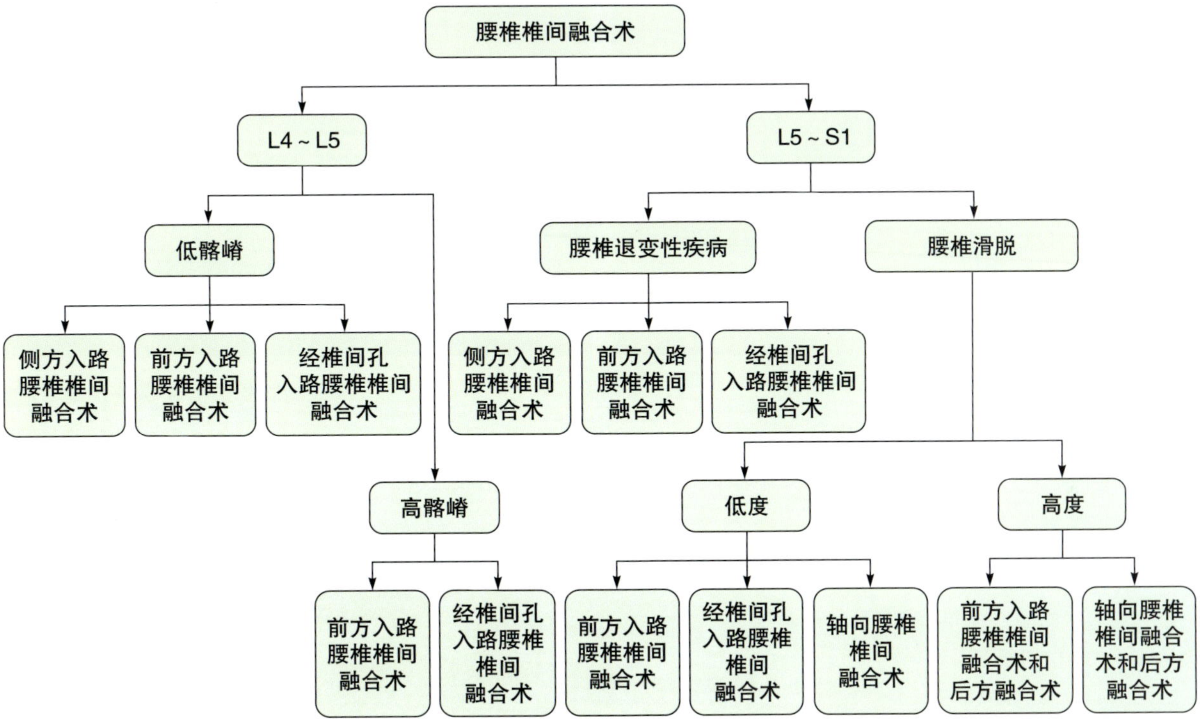


## 临床病例

女性，64 岁，持续性腰痛伴间歇性跛行，右下肢疼痛进行性加重，无排尿、排便异常。体格检查：双下肢肌力下降，以右侧股四头肌和胫前肌为著，双大腿后外侧轻触觉减退。

## 影像学诊断

- 正侧位 X 线片（图 9-1A 和 B）

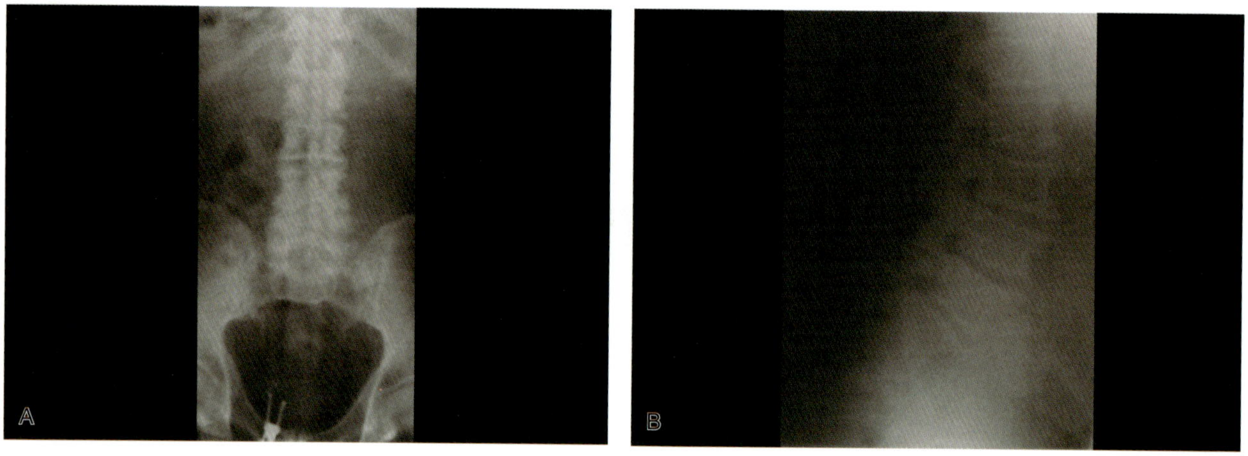


图9-1A 和 B　术前（A）正位和（B）侧位X线片显示腰椎退变和L4 ~ L5轻度滑脱

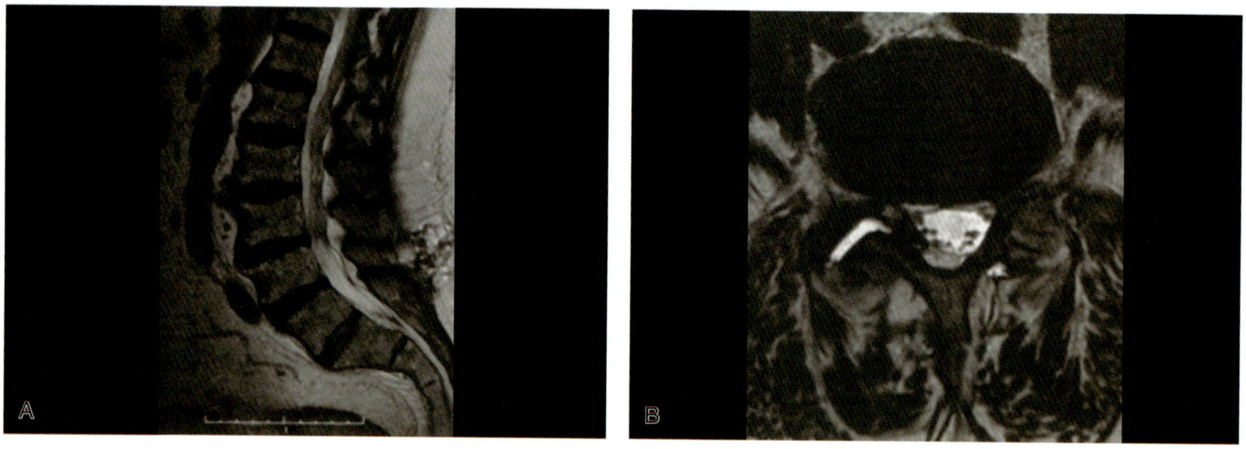


图9-2A 和 B　术前（A）矢状位（B）轴位MRI显示腰椎退变和L4 ~ L5右侧关节突囊肿和关节突积液，提示滑脱

- 普通X线平片和动力位X线片有助于评估是否存在失稳和失稳程度。
- X线平片有助于初步评估关节突增生和椎间隙塌陷程度。

- MRI（图9-2A 和 B）
    - 证实是否存在退变性关节突积液。
    - 帮助术者明确椎弓根直径和长度。
    - 帮助术者准确置入管状撑开器。

**影像学检查小贴士**

- 对于症状复发者，狭窄部位常位于侧隐窝和椎间孔。

## 手术适应证

- Ⅰ～Ⅱ度滑脱
    - 退变性。
    - 峡部裂性。

**适应证争议**

- 高度的腰椎滑脱
    - 发育异常。
- 椎间盘手术史。

- 椎管狭窄。
- 伴有临床症状的椎间盘突出复发。
- 椎板切除术后腰椎失稳。
- 腰椎创伤。
- 假关节形成。

## 手术设备和器械

- Jackson手术床。
- 手术放大镜或显微镜。
- 术中透视机。
- 扩张器。
- 管状撑开器（可扩张或不可扩张）。
- Jamshidi针。
- 止血材料。
- 导针（克氏针）。
- 椎间融合器（Spacer/Cage）。
- 椎弓根螺钉。
- 连接棒。
- 植骨材料
  - 自体骨。
  - 异体骨。

## 手术体位和设备摆放

- 仰卧位，气管插管。
- 应用神经电生理监护和肌电图检查。
- 患者俯卧位于Jackson手术床
  - 患者腹部悬空降低腹压以避免静脉瘀滞（图9-3）。
- 上臂外展，屈肘90°，骨性突起处放置合适软垫（图9-4）。
- 胸部垫圆垫以使腰椎尽量前凸。
- 术者站立于患者病变侧，透视机和显示器置于术者对侧。

## 手术相关解剖和显露

- 相关解剖。
- 腰椎椎弓根的内倾角自L1的10°～15°逐渐增大到L5的30°。

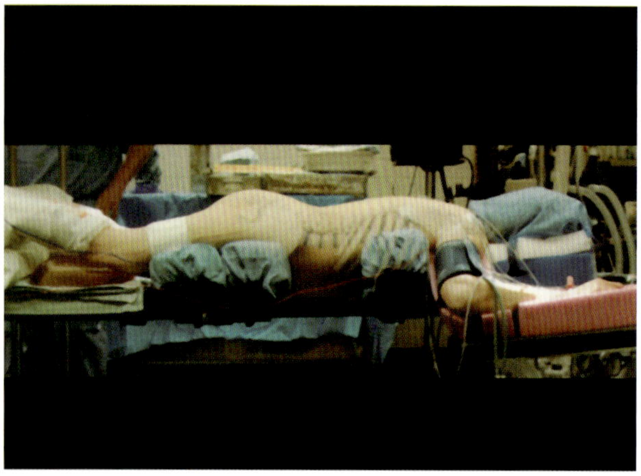

图9-3 患者俯卧于Jackson床，胸垫置于腋窝稍尾端水平以防止臂丛受压，髂垫置于髂前上棘稍尾端水平，硅胶垫置于髌骨下方，腹部悬空以避免静脉瘀滞

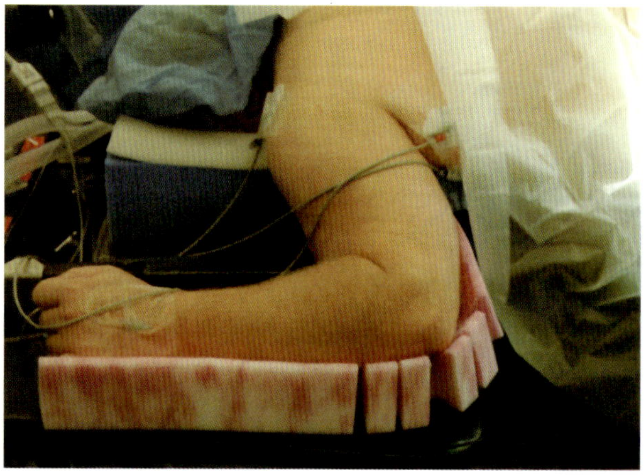

图9-4 上臂外展屈肘90°，肘下置垫以避免尺神经受压

- 手术显露
  - 透视定位手术节段
    - 在正位透视下，两侧椎弓根与棘突间距相等。
  - 在病变侧、椎弓根投影偏外侧做一个长20 ～ 30 mm的纵向切口（图9-5）
    - 这样可将Jamshidi针向内侧倾斜置入椎弓根。
    - 在肥胖患者，切口应更偏外。
    - 避免切口过于偏外导致减压困难。
  - 对侧（仅经皮置钉）可选择穿刺或单一切口显露。

## 手术具体步骤

- 第一步
  - Jamshidi针穿透胸腰筋膜和椎旁肌抵达椎弓根进针点位置（图9-6）
    - 进针点位于关节突关节和横突结合部
      - □ 在正位透视下，右侧进针点位于投影2点位置，左侧位于10点位置。
- 第二步
  - 在正位透视下Jamshidi针按5 mm幅度进针
    - 注意防止穿破椎弓根内壁（图9-7）。
  - 进针达15 ～ 20 mm后，插入导针，正位透视显示导针接近椎弓根内侧壁（图9-8）。
  - 侧位透视证实导针穿过椎体后壁（图9-9）

**第一步小贴士**

- 如套管置入椎弓根部位困难（关节突肥大）或对椎弓根完整性存在疑问（导针进入困难或出现EMG异常信号），可在导针引导下置入临时管状撑开器，直视下确认进针位点，依然采用经皮技术置入椎弓根螺钉。

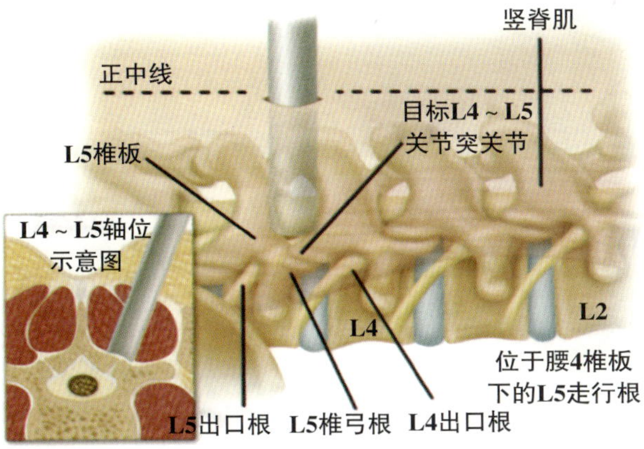


图 9-5　手术示意图显示切口位于受累节段水平后正中线稍外侧

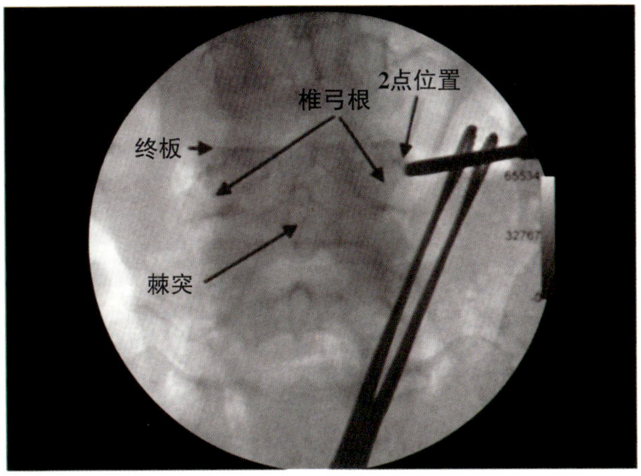


图 9-6　正位透视显示Jamshidi针位于右侧椎弓根2点位置

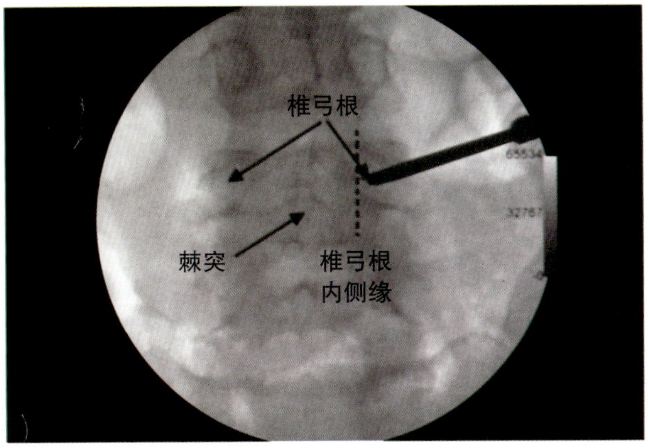


图 9-7　Jamshidi针缓慢进针，避免穿破椎弓根内壁

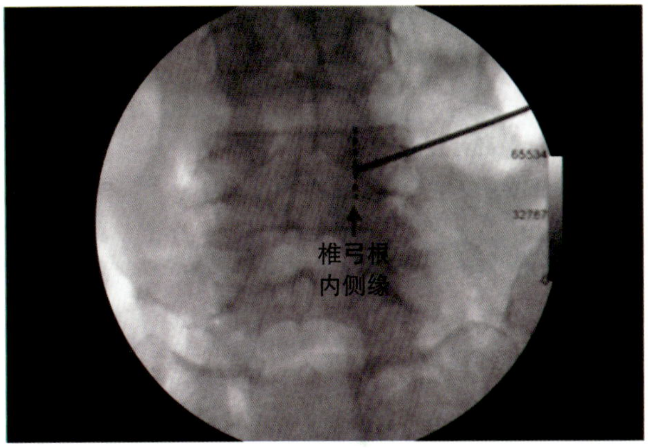


图 9-8　正位透视显示导丝经Jamshidi针进入，椎弓根内壁保持完整

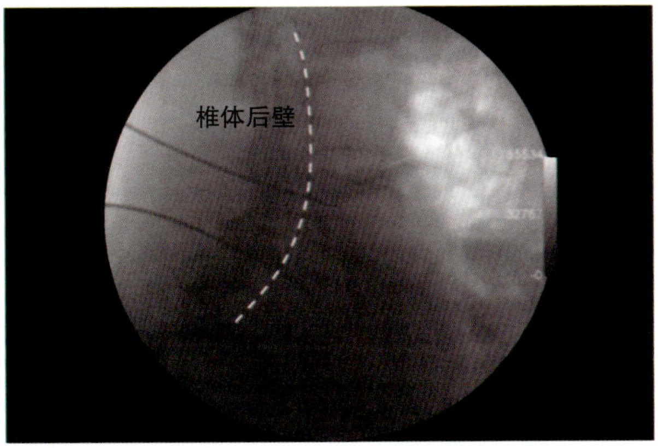


图 9-9　侧位透视显示导丝穿过椎体后壁

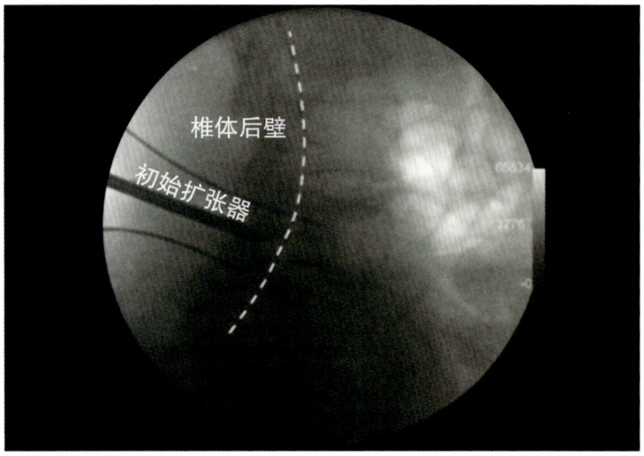


图9-10 在两导针之间置入初始扩张器，建立工作通道抵达椎间盘，同时尽量减少软组织剥离

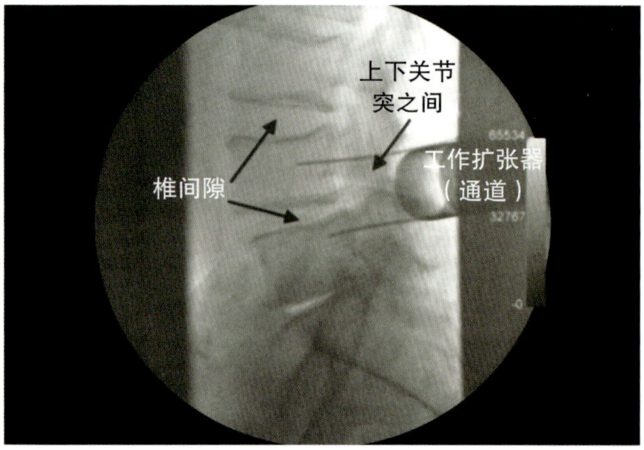


图9-11 侧位透视显示撑开器的最终位置

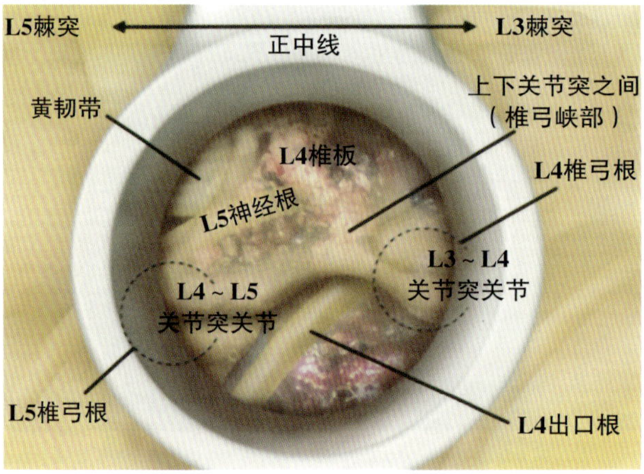


图9-12 手术通道内示意图

– 如导针未穿过椎体后壁或已穿透椎弓根内侧壁，应重新在更外侧的位置重新置入Jamshidi针。

- 第三步
  - 在融合间隙上下椎体椎弓根置入导针后，在导针间置入初始扩张器（图9-10）。
  - 序贯扩张后，于椎间盘水平上下关节突之间（椎弓峡部）置入管状撑开器（图9-11）。
  - 用电刀和咬骨钳去除表面软组织，保证视野清晰（图9-12）。
- 第四步
  - 用高速磨钻去除椎板和上位椎体下关节突（图9-13A）。扩大椎板切除范围至黄韧带起止点，向外侧至椎弓峡部。
  - 去除上位椎体下关节突，进行完整关节突切除（图9-13B）

**第三步小贴士**

- 应将撑开器置于关节突内侧，与椎间隙平行并内倾。

**第四步小贴士**

- 如关节突切除不充分，会限制椎间隙的视野，导致选择的融合器（Cage）型号偏小，而使融合器移位和假关节形成的概率增加。

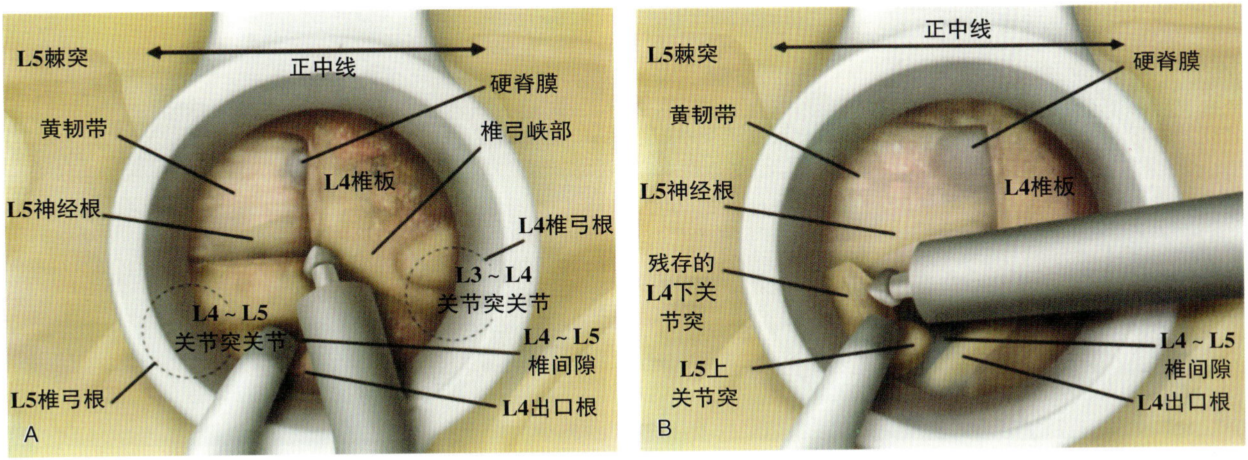


图9-13A和B　用高速磨钻去除（A）椎板，（B）部分关节突关节和上位椎体下关节突

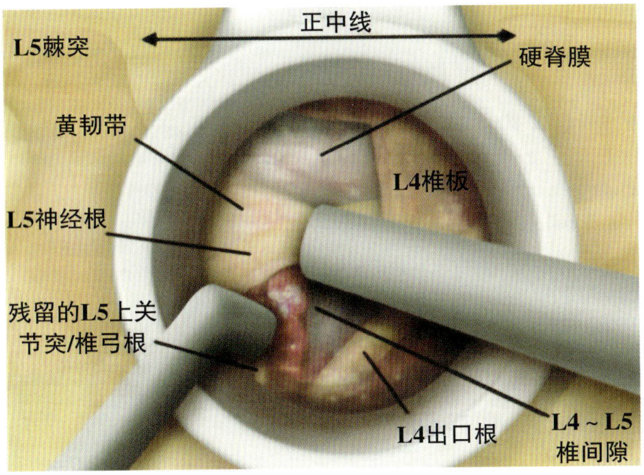


图9-14　用椎板咬骨钳咬除黄韧带，显露走行根和出口根

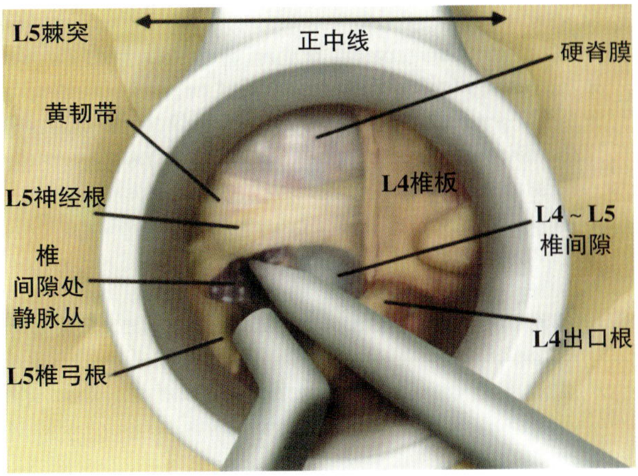


图9-15　用双极电凝处理椎间盘表面静脉

– 如有必要进行双侧减压，潜行切除棘突根部骨质，以利于对侧椎板和关节突切除。

▪ 此时，对于在切除关节突时为保护硬膜而有意保留下来的黄韧带，应使用枪式咬骨钳切除，显露走行根和出口根（图9-14）。

● 第五步

▪ 确认椎间隙，用双极电凝处理椎间盘表面静脉（图9-15）。

▪ 在充分保护神经的前提下，用15号手术刀切开纤维环。

▪ 用枪式咬骨钳在切开的纤维环处尽量向对侧切除，以松解后纵韧带

– 这样有利于获得更好的术野，增加松解后的椎间隙活动度，以方便撑开。

**第五步小贴士**

● 在L5～S1椎间隙完整地切除上位椎体下关节突尤其重要，只有这样才能使管状撑开器放置更偏外侧，以使内倾充分。

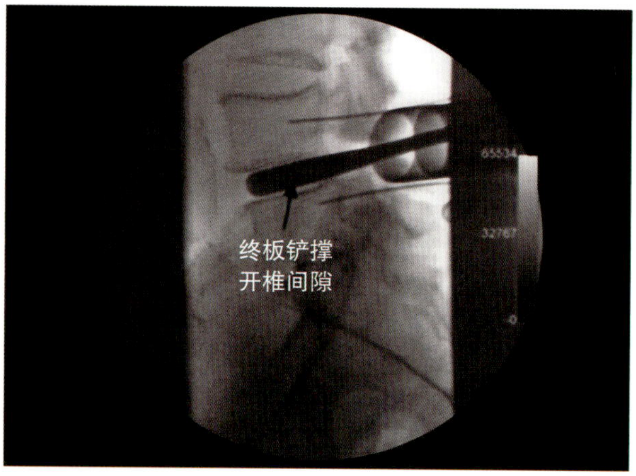


图9-16　侧位透视显示椎间隙处理

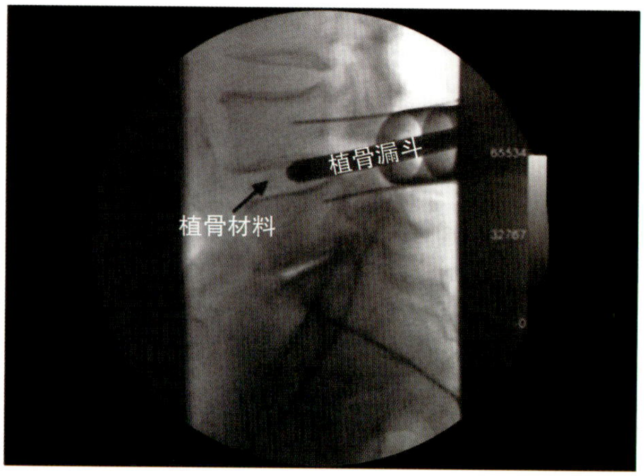


图9-17　侧位X线透视显示植骨漏斗进入椎间隙

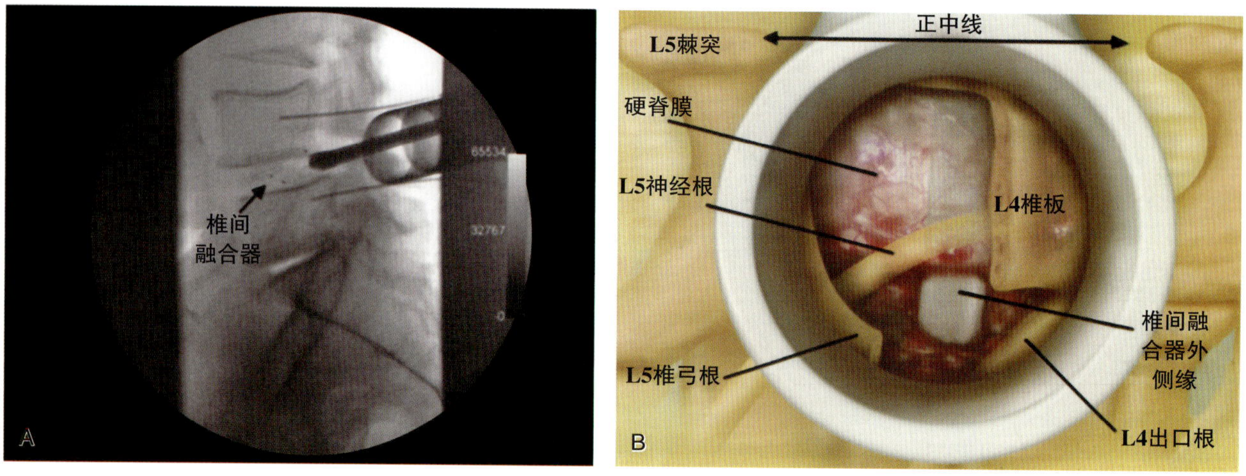


图9-18A 和 B　（A）侧位X线透视显示置入椎间融合器（Cage）。（B）Cage经工作通道进入椎间隙示意图

- 第六步
  - 应用终板刮刀、髓核钳和角度刮匙行椎间盘次全切除
    - 必要时，在对侧置入椎弓根螺钉，方便撑开椎间隙，以进行进一步的器械操作。
  - 在侧位X线透视下，用终板刮刀、髓核钳和角度刮匙处理椎间隙（图9-16）。
- 第七步
  - 椎间隙处理完毕后，置入试模维持腰椎生理前凸。
  - 取出试模，冲洗并清理椎间隙。
- 第八步
  - 将减压碎骨植入椎间隙前方和（或）椎间融合器（图9-17）。
  - 保护走行根，透视下置入椎间融合器（Cage）（图9-18A

**第六步小贴士**

- 如果椎间隙严重塌陷，要通过越过中线的纤维环切除来松解后纵韧带，同时也能松解对侧关节突关节。
- 如果神经根覆盖在椎间隙上，则需要切除下位椎弓根的上方部分，以获得向椎间盘尾侧的通路。

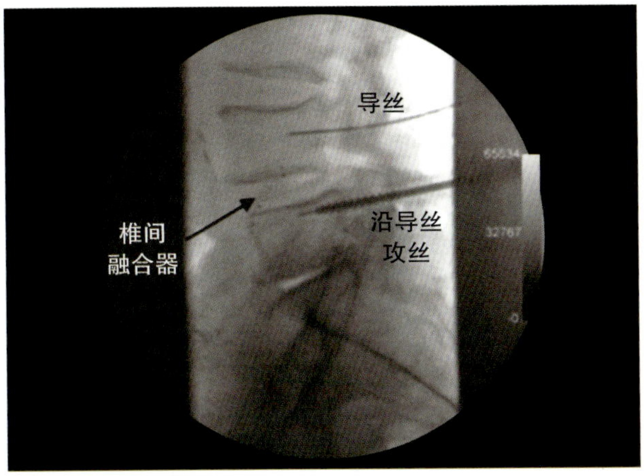


图 9-19　侧位 X 线透视显示丝攻沿导丝攻入

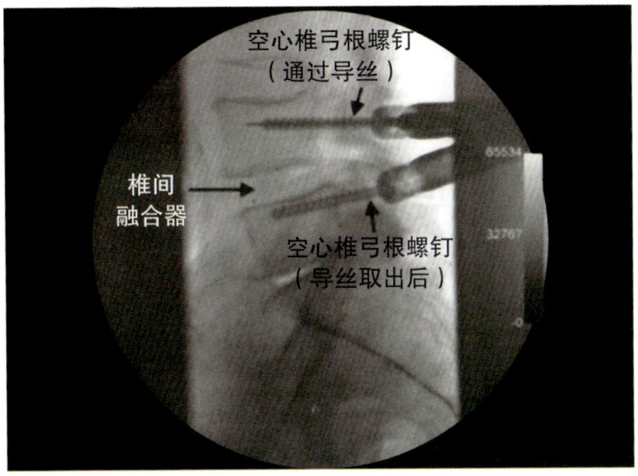


图 9-20　沿导丝置入空心椎弓根螺钉

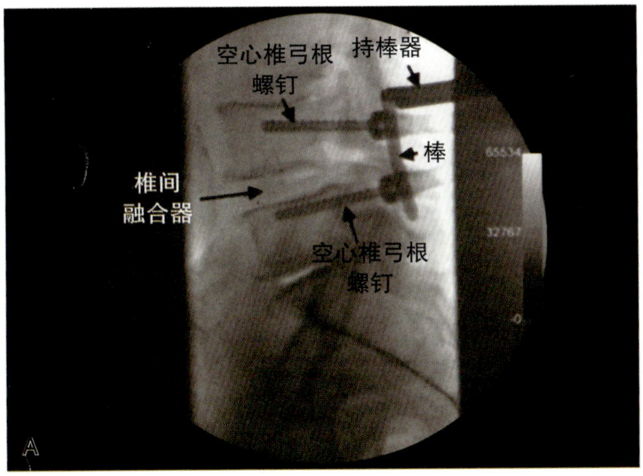


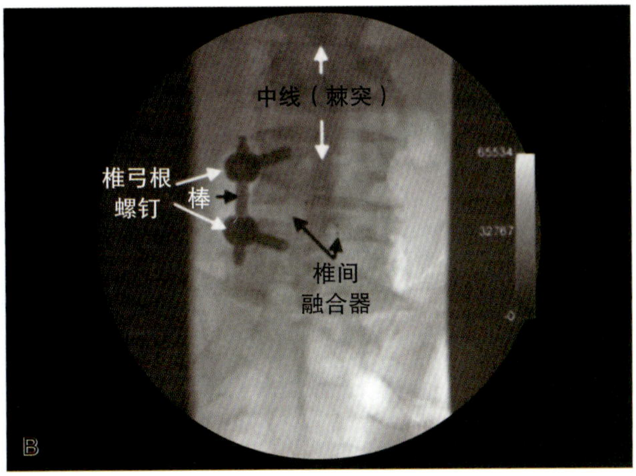


图 9-21A 和 B　（A）侧位 X 线透视显示连接棒进入钉头。（B）正位显示最终影像

和 B）。

- 第九步
  - 融合器置入后，置入椎弓根螺钉。
  - 沿导丝用丝攻攻丝，直到越过椎体后壁（图 9-19）
    - 丝攻可用肌电图 - 诱发电位刺激监测，以防止其突破椎弓根内壁进入椎管。
- 第十步
  - 取出丝攻，选择合适长度和直径的中空螺钉，在透视下沿导丝拧入（图 9-20）。
  - 置钉完成后，正侧位透视确认螺钉位置良好。
- 第十一步
  - 选择合适的连接棒，经肌肉下连接螺钉并适当加压（图 9-21A 和 B）。

## 术后管理

### 并发症

- 硬膜损伤
  - 多能通过明胶海绵和蛋白凝胶联合覆盖局部和卧床24小时的保守方法治疗。
- 螺钉位置不良
  - 内侧壁破裂。
  - 术区感染。
  - 硬膜外血肿。
  - 持续性神经根病。

## 手术预期疗效和不良事件

- 与开放手术相比，微创经椎间孔椎体间融合术能缩短手术和麻醉时间、减少出血量、缩短住院时间和减少住院费用[1]。
- 止痛药物的应用较少和较早恢复工作[2-3]。
- 降低术区感染率[4]。
- 在6个月随访时，微创经椎间孔椎体间融合术手术融合率达94.8%，与开放经椎间孔椎体间融合术手术融合率（90.1%）相似[5]。

## 参考文献


1. Pelton MA, Phillips FM, Singh K. A comparison of perioperative costs and outcomes in patients with and without workers' compensation claims treated with minimally invasive or open transforaminal lumbar interbody fusion. Spine (Phila Pa 1976), 2012, 37: 1914–1919.

   **摘要：**一篇关于工伤保险状态对患者术后疗效的前瞻性综述研究。患者接受了开放手术或Mis-TLIF手术。研究发现，从短期疗效来看，接受Mis-TLIF手术的患者在临床疗效和住院费用方面比开放TLIF有优势，疗效好，费用低。

2. Adogwa O, Parker SL, Bydon A, et al. Comparative effectiveness of minimally invasive versus open transforaminal lumbar interbody fusion—2-year assessment of narcotic use, return to work, disability, and quality of life. J Spinal Disord Tech, 2011, 24: 479–484.

   **摘要：**一篇30例接受开放手术或Mis-TLIF手术术后疗效的回顾性综

述。术后2年结果显示，Mis-TLIF组术后镇痛药用量少，返回工作岗位快。

3. Parker SL, Lerner J, McGirt MJ. Effect of minimally invasive technique on return to work and narcotic use following transforaminal lumbar interbody fusion: a review. Professional Case Management, 2012, 17: 229-235.

**摘要：** 一篇系统文献回顾，显示Mis-TLIF组比开放TLIF组的患者返回工作岗位快，停用镇痛药时间早。

4. Parker SL, Adogwa O, Witham TF, et al. Postoperative infection after minimally invasive versus open transforaminal lumbar interbody fusion (TLIF): literature review and cost analysis. Minimally Invasive Neurosurgery: MIN, 2011, 54: 33-37.

**摘要：** 系统回顾性研究，比较了开放和Mis-TLIF术后手术区域感染的发生率。作者的结论是：与开放手术相比，MIS-TLIF手术由于感染的发生率较低，术后的住院费用也比较低。

5. Wu RH, Fraser JF, Hartl R. Minimal access versus open transforaminal lumbar interbody fusion—meta-analysis of fusion rates. Spine, 2010, 35: 2273-2281.

**摘要：** 比较了开放手术和Mis-TLIF手术的术后融合率的Meta分析，两组的术后6个月关节融合率都超过90%，两种术式的并发症发生率相似，但Mis-TLIF并发症发生率的趋势比较低。

# 第 10 章

# 微创侧方入路腰椎椎间融合术

*Sreeharsha V Nandyala, Branko Skovrlj, Sheeraz A Qureshi, Kern Singh*
译者　王　飞　审校　文天林

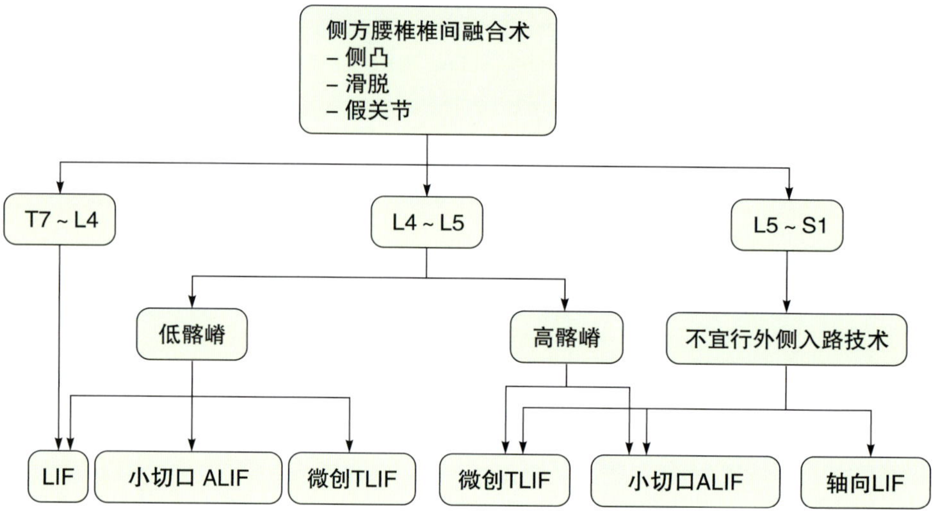


## 临床病例

女性，67 岁，腰痛伴双下肢疼痛、无力；站立和行走时症状加重，休息后缓解。查体：左侧股四头肌和胫前肌肌力下降，左侧膝腱反射减弱，左侧膝前感觉减退。

## 影像学诊断

- 正侧位X线片（图10-1A至C）
  - 初步评估椎间隙、椎体、退变程度和腰椎稳定性。
  - 判断髂嵴高度是否影响处理L4 ～ L5椎间隙。
- 磁共振成像（图10-2A至C）
  - 明确大血管、腰丛和腰大肌的位置，帮助术者选择安全的手术入路。

**影像学检查小贴士**

- 评估受累节段轴位T1加权像。分辨清楚腰大肌内的神经根。完善的术前计划有助于确定经腰大肌入路时放置初级扩张套管的位置。

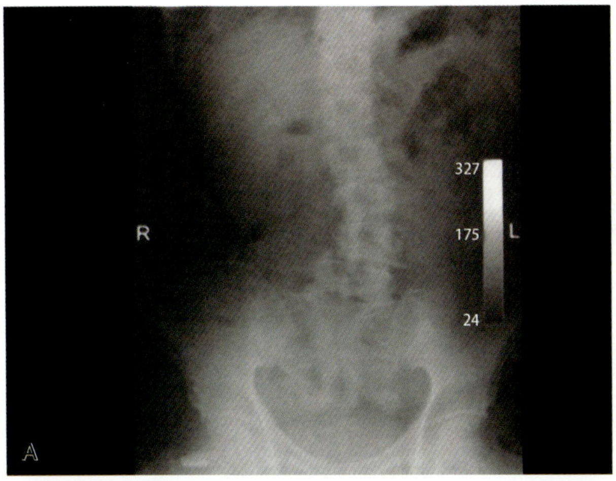


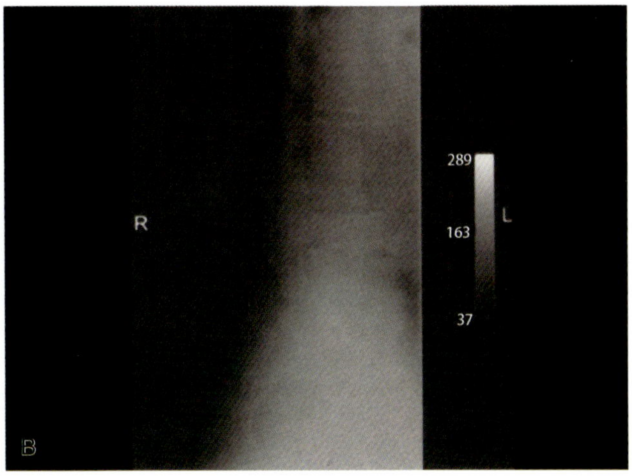


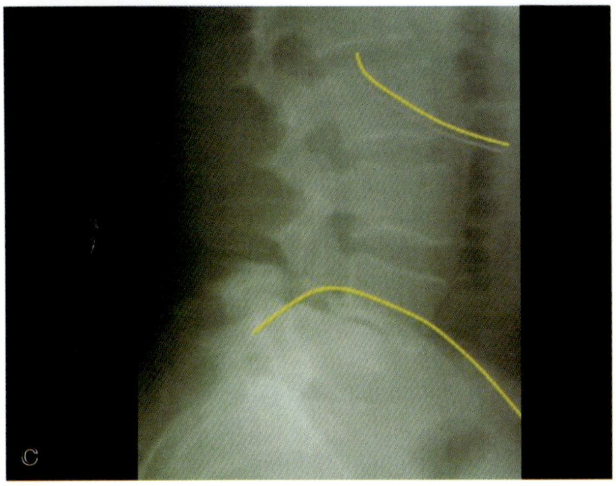


**图 10-1A 至 C**　术前（A）正位和（B）侧位 X 线片显示腰椎退行性侧凸和生理前凸消失。（C）侧位 X 线片显示第 12 肋下缘和髂嵴上缘

- 明确病变节段和范围。

- 计算机断层扫描（CT）
  - 当患者存在 MRI 检查禁忌（义眼、心脏起搏器等）时，CT 脊髓造影有助于明确神经受压情况。

## 手术适应证

- 脊柱失稳（T7 ～ L4）。
- 邻近节段退变性疾病。
- 假关节形成。
- 腰椎退变性疾病
  - 腰椎骨关节病伴椎管狭窄症。
  - 腰椎侧凸。
  - 腰椎椎间盘退变性疾病。
- 腰椎滑脱（Ⅰ～Ⅱ度）。

**禁忌证**

- 重度椎管狭窄症重度滑脱（Ⅲ～Ⅵ度）。
- 重度椎管狭窄症。
- 血管异常。

**争议**

- 经腹膜后入路手术史。
- 椎间隙严重塌陷。
- 重度骨质疏松症可能是单独置入融合器的禁忌证。

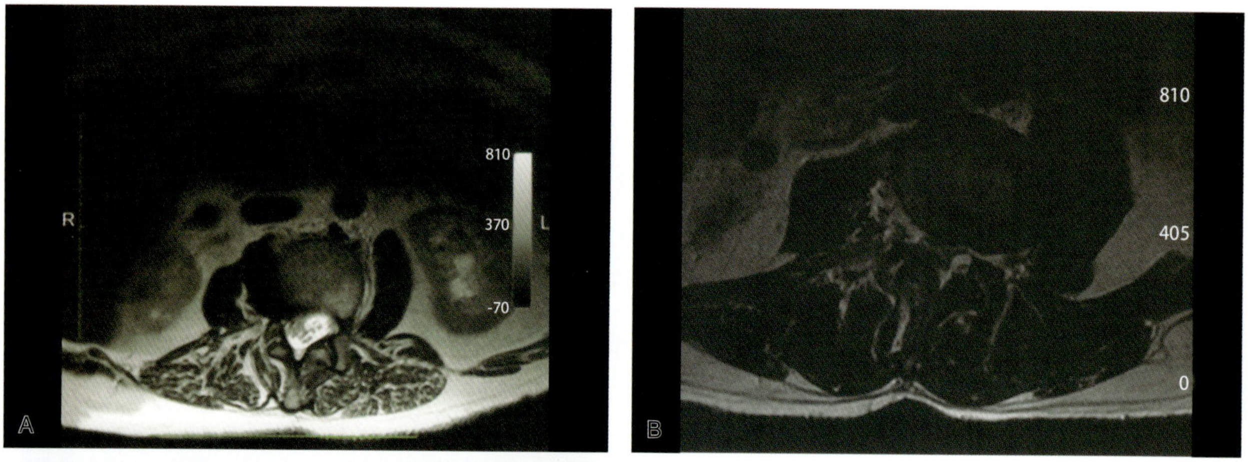


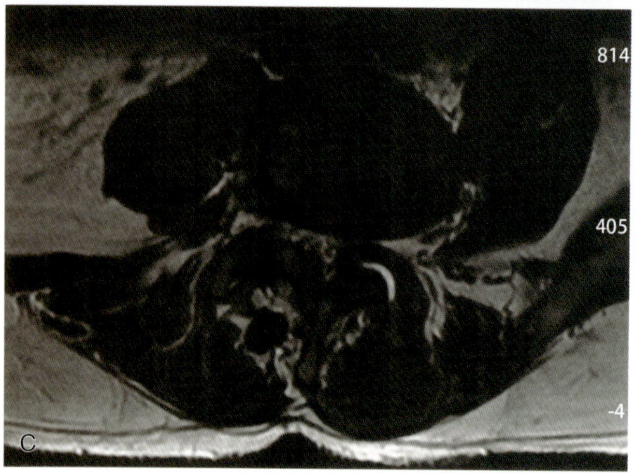


图10-2A至C　术前MRI显示退变和椎管狭窄:(A) L2 ~ L3;(B) L3 ~ L4;(C) L4 ~ L5

- 腰椎椎板切除术后后凸。
- 腰椎肿瘤。
- 腰椎感染。

## 手术设备和器械

- 可透射线的手术床。
- 术中透视机。
- 可扩张撑开器和固定于手术床的固定臂。
- 椎间融合器。
- 植骨材料
  - 自体骨。
  - 异体骨。
- 植骨替代材料
  - 脱钙骨基质。
  - 人工合成材料。

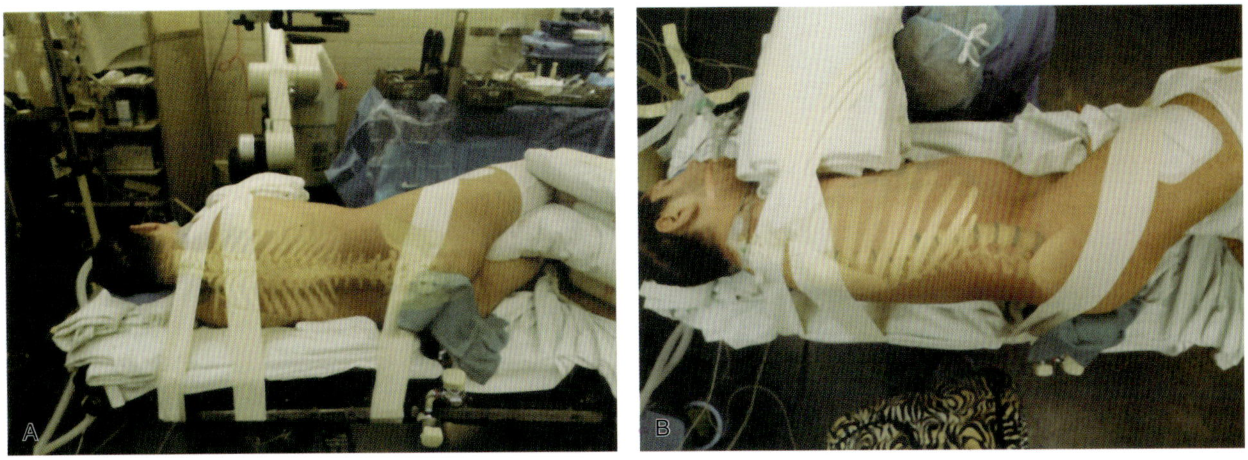

图 10-3A 和 B　患者侧卧固定于手术床，于病变节段下方垫高并形成腰桥，以增大第 12 肋和髂嵴间距。（B）使患者手术部位位于腰桥处，以利于腰桥屈曲——最大限度屈曲以张开手术节段，以利于操作

  - 骨形态发生蛋白。
  - 含骨髓间充质干细胞的材料。
- 刮刀。
- 刮匙。
- 终板锉。
- Cobb 骨膜剥离器。

## 手术体位和设备摆放

- 穿过腰大肌时予以神经监测和持续性肌电图测试。
- 患者取侧卧位，腰部适当给予腰桥支撑以增大髂嵴和肋缘间距（图 10-3A 和 B）
  - 进行侧凸矫正时，自凹侧显露可在较小切口内处理更多节段。
  - 仔细辨认附近的大血管，大血管损伤是该手术最严重的并发症。
- 屈髋屈膝以松弛腰大肌。
- 骨性突起处仔细放置软垫保护。
- 腋下垫腋垫，固定骨盆和上胸部。
- 术者立于患者背侧，透视机、显示器和固定臂位于术者对侧。

## 手术相关解剖和显露

- 手术相关解剖（图 10-4）

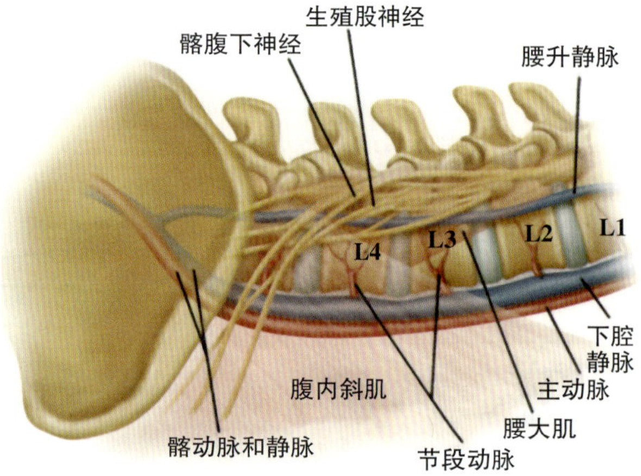


图10-4 示意图显示腰椎外侧入路相关大血管和神经结构

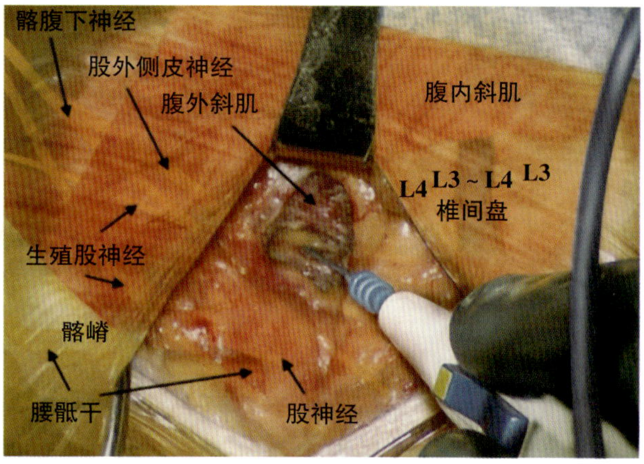


图10-5 切口平病变椎间隙（L4 ~ L5），切开皮肤显露腹外斜肌纤维

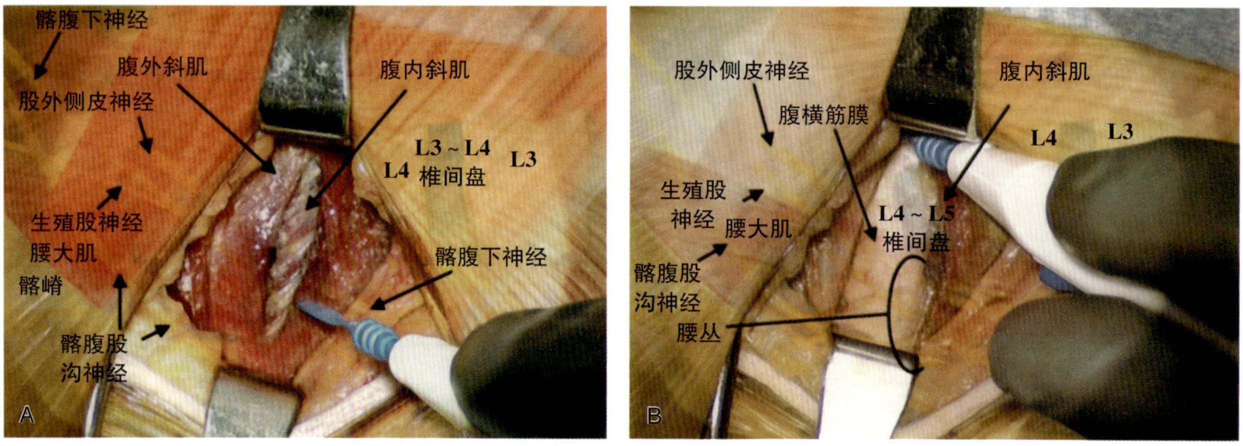


图10-6A和B （A）术中示意图显示沿肌纤维方向切开腹外斜肌，显露腹内斜肌。（B）切开腹内斜肌后显露腹横筋膜

- 腰丛神经在L1 ～ L2节段的位置偏向终板后部，随着其在腰大肌内下行，从L2 ～ L3到L4 ～ L5逐渐偏向腹侧，手术器械穿过腰大肌时有损伤神经风险。
- 腹膜后大血管与椎体的重叠自近端向远端逐渐增加，使手术操作的安全区域逐渐缩窄。

● 手术显露
- 在侧位透视下，定位手术节段。
- 以病变椎间隙的体表投影为中心做一个2 ～ 4 cm的纵切口（图10-5）。
- 沿肌纤维走行劈开腹外斜肌和腹内斜肌，显露腹横肌筋膜（图10-6A 和 B）

**显露小贴士**

● 单一皮肤切口可以显露3个椎间盘。

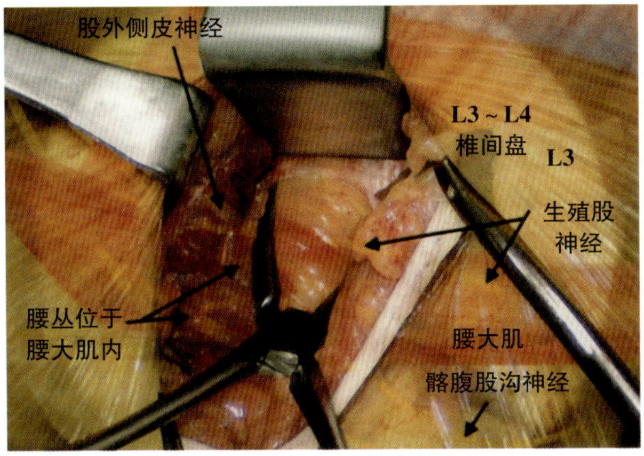


图 10-7 钝性分离腹横筋膜显露腹膜外脂肪

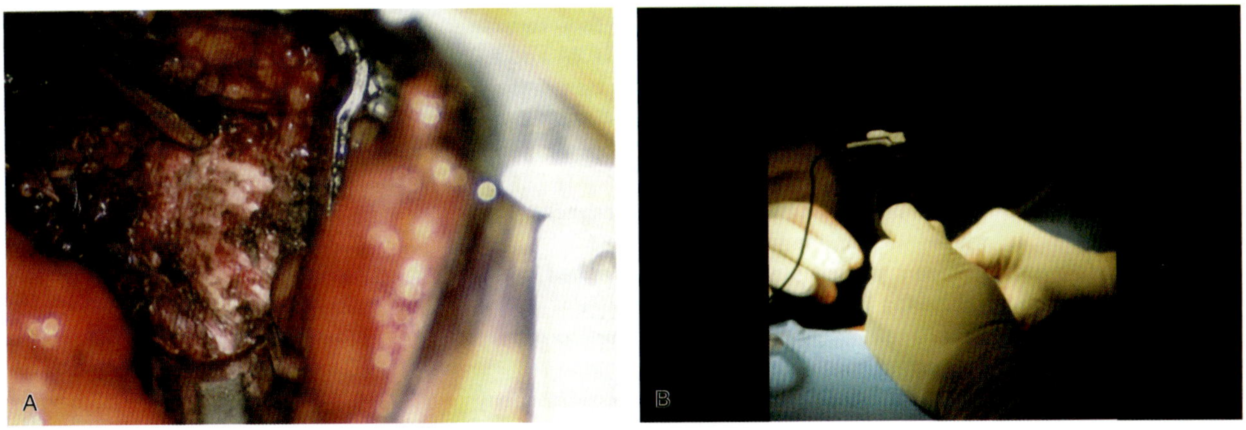


图 10-8A 和 B 术中照片（A）显示向前牵开腹膜外脂肪和向后牵开腰大肌显露手术节段（L4 ~ L5）。（B）将监测电极插入手术椎间隙

  - 用 Kocher 钳穿过腹横筋膜进入腹膜外间隙（图 10-7）。
- 向前牵开腹膜外脂肪显露腰大肌
  - 辨认并保护位于腰大肌外侧的生殖股神经。
- 向后牵开腰大肌或在持续神经监护下穿过腰大肌（图 10-8A 和 B）
  - 尽可能减小撑开器的张开程度，以降低神经损伤风险。
  - 用神经监护探针探测，以确定是否有神经经过术区[1]。

## 手术具体步骤

- 第一步

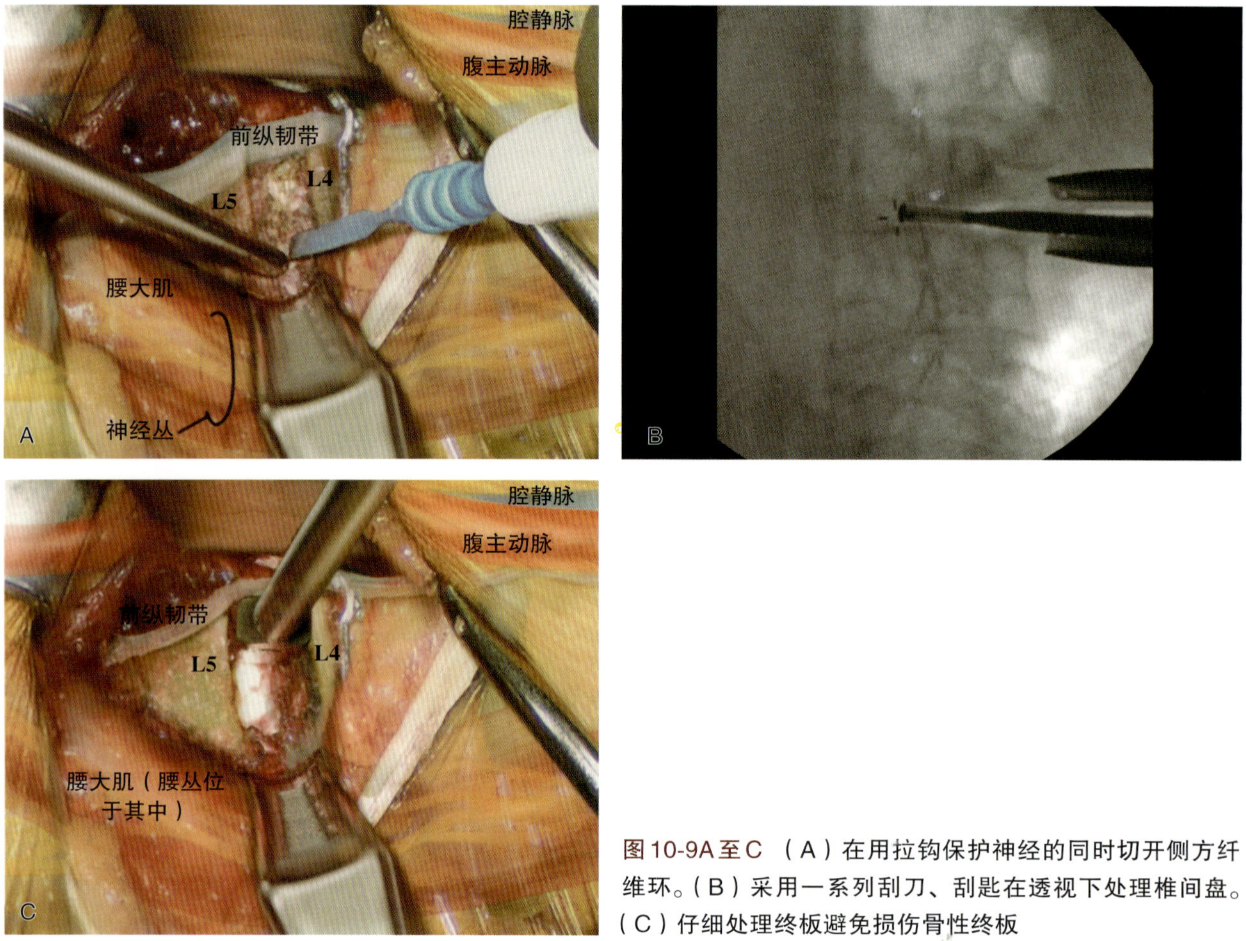


图 10-9A 至 C （A）在用拉钩保护神经的同时切开侧方纤维环。（B）采用一系列刮刀、刮匙在透视下处理椎间盘。（C）仔细处理终板避免损伤骨性终板

- 行外侧纤维环切开，采用刮刀、刮匙和终板锉处理终板（图 10-9A 至 C）。
- 仔细保护前方纤维环完整。

- 第二步
  - 椎间隙处理完成后，用 Cobb 剥离器松解对侧纤维环以矫正冠状位畸形（图 10-10）
    - 仔细操作，避免穿过对侧纤维环造成神经损伤。
    - 避免骨性终板损伤导致的 Cage 沉降，尤其是在仅行 Cage 置入未做内固定的患者。
- 第三步
  - 试模确定植入物大小（图 10-11）
    - Cage 的型号以恰好固定于两侧终板为佳，使其负重能力最大化。
  - 在 Cage 中填入骨或将骨替代物植入椎间隙（图 10-12）。
  - 正侧位透视确认 Cage 的最终位置（图 10-13A 和 B）。

**手术陷阱**

- 髂嵴可能影响 L4 ～ L5 节段操作。
- 对 X 线透视依赖大，使患者及术者接受较大剂量照射。

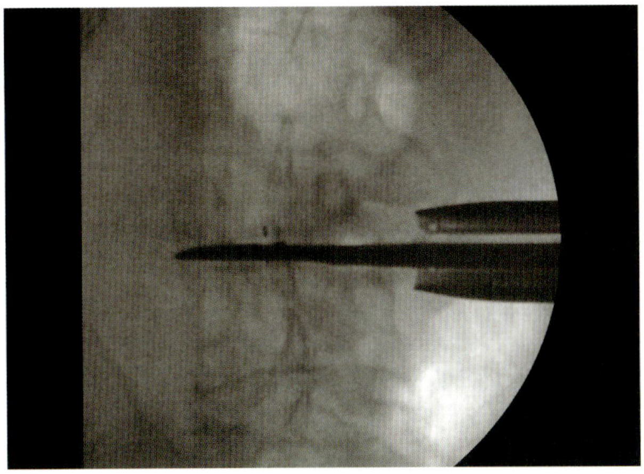

图 10-10　正位透视下采用Cobb剥离器松解对侧纤维环

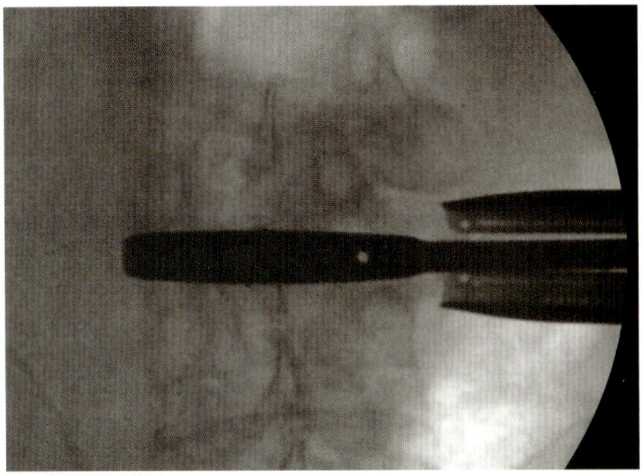

图 10-11　透视下试模测量植入物的高度和长度

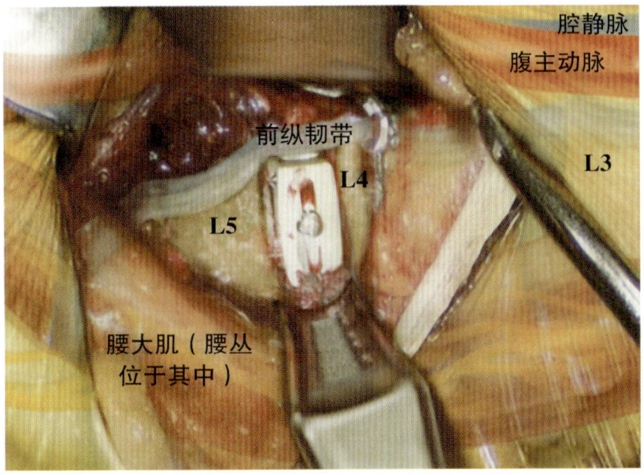


图 10-12　置入最终置入物

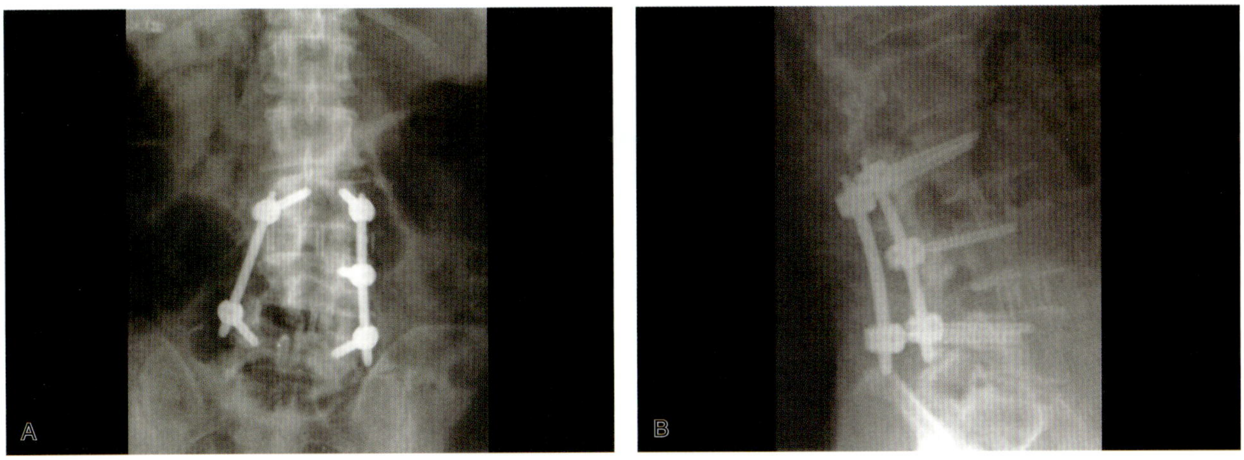


图 10-13A 和 B　最终（A）正位和（B）侧位透视显示Cage位置好

## 术后管理

### 并发症[2]

- 髂腰肌肌力下降
  - 最常见并发症（～22%）。
  - 常于2～6周恢复正常，无远期后遗症。
  - 物理和职业治疗对患者有益。
- 股前区麻木（～18%）
  - 症状可持续12个月。
  - 多数患者于3～6个月部分或完全恢复。
- 股四头肌肌力下降（～7%）和足下垂（～2%）
  - 在L4～L5节段由于神经走行在腰大肌内偏前方，具有较大的腰丛损伤风险（如股神经）。
  - 肌力下降的患者需要进行物理治疗。
  - 在有顽固性肌力下降的患者，可能出现股四头肌萎缩。
- 神经根病（～7%）
  - 术后新出现的或恶化的肌力和感觉障碍，沿神经根分布。
  - 初步处理包括观察和神经根激素注射
    - 一般情况下，症状为暂时的并在3～6个月恢复。
- 腹膜损伤（～2%）
  - 小的外侧腹膜损伤一般不需要修复。
- 血管损伤（～2%）
  - 如术中发现血管损伤，则进行血管修复。
  - 术后腹痛应进行影像学检查以排除腹膜后血肿
    - 血管造影和栓塞是较好的选择。

**并发症小贴士**

- 由于操作安全区域面积减小，下腰椎（L3～L3，L4～L5）手术操作时神经损伤并发症较常见。
- 腰大肌撑开器撑开过大、时间过长会增加神经损伤的风险。

## 术后预期疗效和不良事件

- 外侧入路椎间融合术较前方入路可明显降低大血管损伤的风险[3]。
- 微创外侧入路能有效矫正冠矢状位畸形[4]。
- 经腰大肌入路有6.2%～52%的腰丛神经损伤风险[2]。明确患者的解剖和精细操作能有效预防这一并发症[5]。

## 参考文献

1. Uribe JS, Vale FL, Dakwar E. Electromyographic monitoring and its anatomical implications in minimally invasive spine surgery. Spine, 2010, 35: S368–374.

**摘要：** 一篇有关经腰大肌入路MISS中不同神经监测方法的回顾性研究。作者的结论是：在外侧经腹膜后入路微创脊柱外科手术中，使用神经监测对扩张腰大肌通道的安全置入是至关重要的。

2. Sofianos DA, Briseno MR, Abrams J, et al. Complications of the lateral transpsoas approach for lumbar interbody arthrodesis: a case series and literature review. Clin Orthop Relat Res, 2012, 470: 1621–1632.

**摘要：** 一篇关于45例采用腹膜后腰大肌入路腰椎融合术术后并发症的回顾性研究。作者报告，术后神经系统并发症的发生率为40%，包括髂腰肌无力、股四头肌无力、足下垂和大腿前方感觉减退。

3. Arnold PM, Anderson KK, McGuire RA, Jr. The lateral transpsoas approach to the lumbar and thoracic spine: A review. Surgical Neurology International, 2012, 3: S198–215.

**摘要：** 一篇关于不同手术入路的融合术治疗胸椎和极外侧经腰大肌入路行椎间融合术治疗腰椎疾病的回顾性比较研究，讨论了XLIF的手术适应证、相关解剖、骨形态生成蛋白的使用、并发症、融合率、临床疗效，他的结论是：XLIF与其他标准的椎间融合术的效价比相似。

4. Phillips FM, Isaacs RE, Rodgers WB, et al. Adult degenerative scoliosis treated with XLIF: clinical and radiographic results of a prospective multi-center study with 24-month follow-up. Spine (Phila Pa 1976), 2013, 38(21): 1853–1861.

**摘要：** 一项关于前瞻性、多中心研究，分析了107例退变性腰椎侧凸患者XLIF术后的疗效和影像学分析。作者观察到，在术后24个月时，患者的临床症状和腰椎侧凸畸形仍然获得了很好的改善。

5. Park DK, Lee MJ, Lin EL, et al. The relationship of intrapsoas nerves during a transpsoas approach to the lumbar spine anatomic study. J Spinal Disord Tech, 2010, 23: 223–228.

**摘要：** 一项尸体标本研究，评估了腰椎出口神经根、腰大肌内神经干和椎间盘放射学中心之间的关系。作者的结论是：尽管在大多数患者中，神经位于椎间盘中心的安全区域，但为了预防因神经变异导致的神经损伤，在行DLIF时神经监测还是有必要使用。

# 第 11 章

# 小切口前方入路腰椎椎间融合术

Alejandro Marquez-lara, Branko Skovrlj, Sheeraz A Qureshi, Kern Singh
译者 任大江 审校 祝 斌

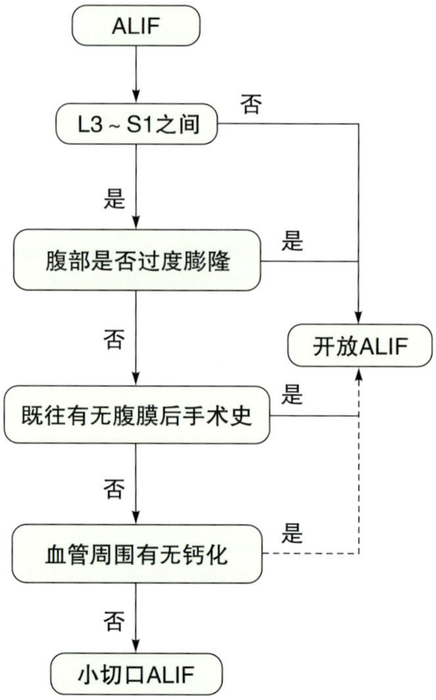


## 临床病例

患者男性，67岁，因腰背部和左下肢疼痛就诊。患者下肢疼痛可放射至左足底。查体发现，患者左足跖屈肌力和跟腱反射减弱。腰椎MRI显示，L5～S1椎间盘高度下降、神经根孔和侧隐窝狭窄。患者就诊前已经进行了6周的保守治疗，包括理疗和口服消炎镇痛药物，但效果不佳。

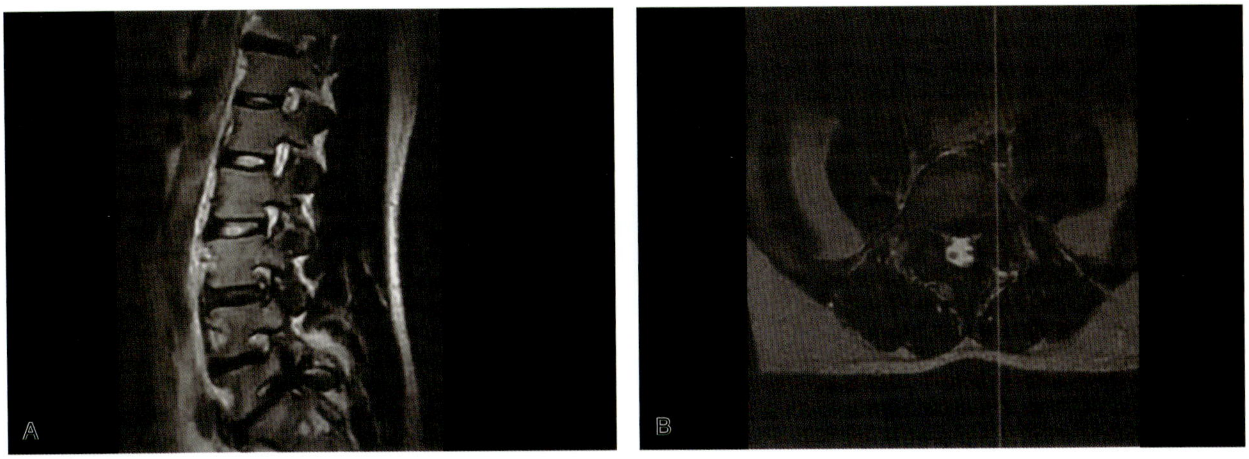


图 11-1A 和 B　术前腰椎矢状位（A）和轴位（B）MRI 图像，可见 L5 峡部裂滑脱，伴有左侧 L5 ～ S1 椎间孔狭窄

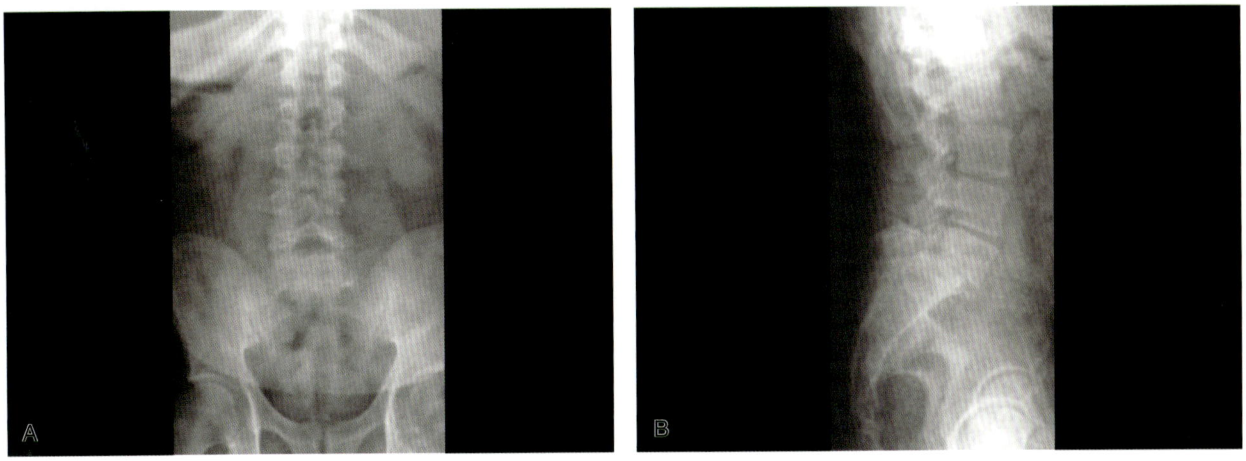


图 11-2A 和 B　术前（A）后前位和（B）侧位 X 线片显示 L5 椎体滑脱（Ⅰ～Ⅱ度）

## 影像学诊断

- 磁共振成像（MRI）（图 11-1 A 和 B）
  - MRI 是可以准确明确病变节段和病变范围的有效工具。
  - MRI 可以帮助外科医生辨认病变椎间盘附近的重要结构，如大血管或腰丛神经，有助于确定手术入路。
  - MRI 可以对椎间盘退变程度、终板改变、纤维环撕裂、Modic 改变和高信号区（HIZ）进行评估。
- X 线平片前后位和侧位（图 11-2A 和 B）
  - 站立位正侧位和过伸过屈位有助于对脊柱冠状位和矢状位序列进行评估。
  - 站立位侧位片可以用于评估骶骨倾斜角和 L5 ～ S1 椎间盘是否适合进行前路手术。

**影像学检查小贴士**

- 在站立侧位 X 线片上，应评估耻骨的高度是否对 L5 ～ S1 的显露有影响。

- 通过X线片也可以评估腰椎退变程度，如骨赘形成、椎间隙和椎间孔狭窄程度、椎间盘内有无真空现象以及终板硬化。

● 计算机断层扫描（CT）
  - 如因存在眼部内植物或心脏起搏器等原因无法进行MRI检查，可以进行腰椎CT脊髓造影术来明确椎管狭窄程度。

● 椎间盘造影术
  - 可直接显示椎间盘的病理改变，对腰椎MRI是有益的补充。

### 手术适应证

● 脊柱失稳
  - 退变性椎间盘疾病。
  - 脊柱滑脱。
  - 椎板切除术后综合征［椎板切除术后持续的腰背部和下肢疼痛，也称为腰椎术后失败综合征（failed back surgery syndrome，FBSS）］。
  - 邻近节段退变。
  - 假关节。
  - 肿瘤。
  - 感染。

**适应证小贴士**

- 前方入路可大大降低潜在的损伤硬膜囊和神经的风险。
- 小切口腰椎前方融合术（ALIF）不进入腹膜，腹部血管显露清楚，恢复快（迟发型肠梗阻少见），潜在的内脏并发症的发生率有限。

**禁忌证小贴士**

- 血管钙化（需要术前CT评估）。
- 肥胖症。
- 腹膜后手术史（瘢痕和解剖标志改变）。
- 骨盆缘过高会影响椎间隙的显露。
- 前路手术后，2%～5%的男性患者可能会发生逆行射精。

## 手术设备和器械

- 可透射线的手术床。
- 术中透视机。
- 外科手术放大镜。
- 可伸缩的撑开器和可固定在手术床上的固定臂。
- 椎间Spacer或Cage。
- 移植骨或其替代物。
- 刮刀。
- 刮匙。
- 骨锉。
- Cobb剥离子。

## 手术体位和设备摆放

- 患者取仰卧位（图11-3）。

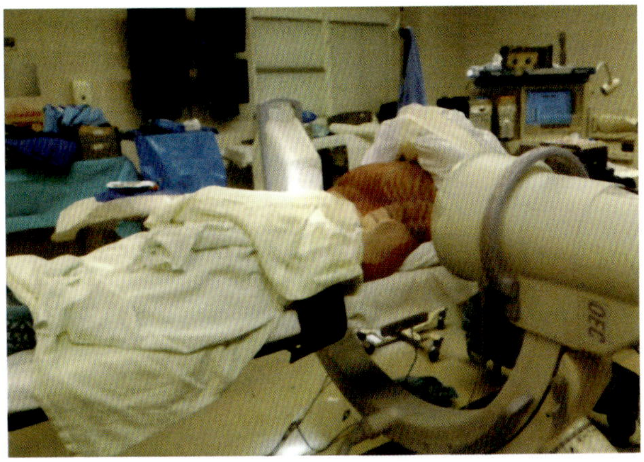

图 11-3　患者仰卧位，将双臂屈曲后包裹并横跨过胸部

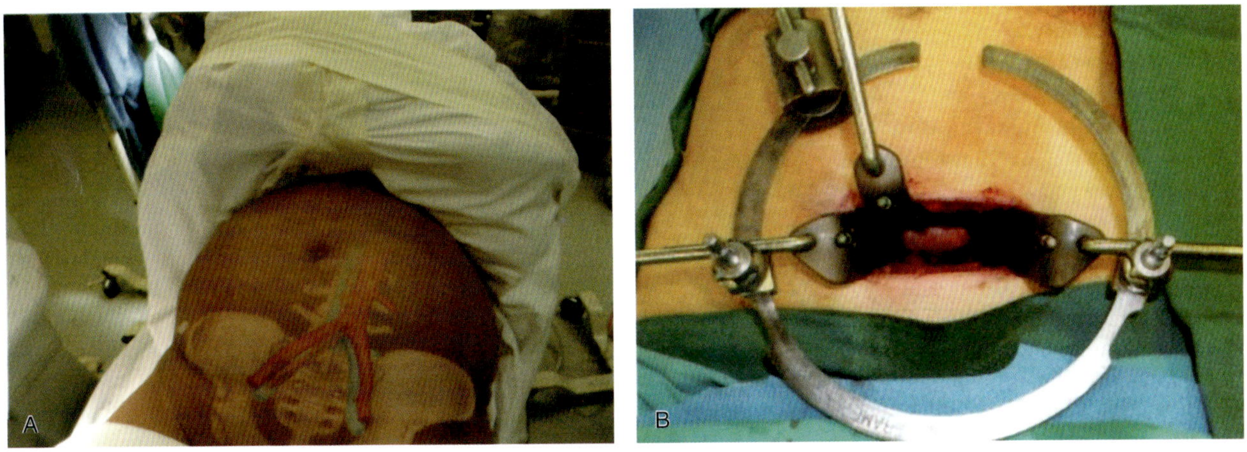


图 11-4A 和 B　小切口前路腰椎椎间融合术大体像（A）以及撑开器系统的使用方法（B）

- 手术床腰桥位于髂嵴上方或根据拟手术腰椎节段稍高一些（L3 ～ L4 到 L5 ～ S1）。降低头端可以使椎间隙张开
  - 如果有必要，使用腰部垫枕可以有效恢复前凸。
- 患者双臂屈曲跨过胸前，同时确保在两手之间和肘关节处放置软垫，以便于术中用 C 形臂进行侧位透视。
- 透视机屏幕放置在术者的对侧。

## 手术相关解剖和显露

### 相关解剖（图 11-4A 和 B）

腹主动脉和腔静脉在 L5 ～ S1 节段分叉。为了更好地显露，可在 L4 ～ L5 节段将大血管牵向右侧并结扎腰升静脉。腹部前路手术存在损伤输尿管、交感神经和下腹神经丛等重

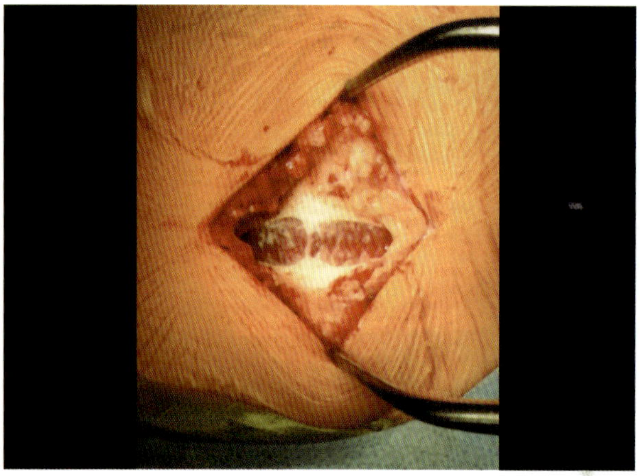

图 11-5　术中显露腹直肌肌纤维

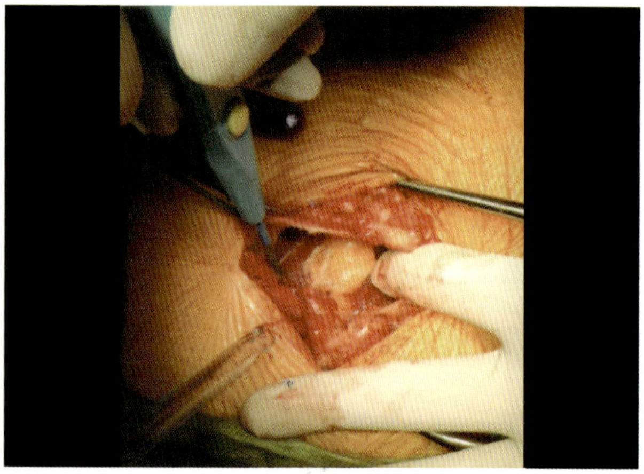

图 11-6　在左侧腹直肌下方进行操作显露

要结构的可能。

## 手术显露

- 在L4 ～ L5节段采用髂嵴水平腹部横切口，在L5 ～ S1节段采用略低于髂嵴的横切口（图11-5）。在切皮前通过透视确认切口居中可减少术中不必要的组织剥离
  - 如果要进行多节段显露，可采用纵向切口。
- 切开皮肤和皮下，辨认腹直肌鞘并横行向开。有些术者也喜欢纵行切开筋膜以显露更多的节段。
- 在左侧腹直肌下方建立手术入路平面（图11-6）。辨认腹横筋膜并将其从外侧切开，并与下方的腹膜进行分离。
- 在腰大肌上方沿着腹壁小心切开腹膜。
- 如果没有必要切断腰升静脉，则小心地将其牵向右侧直至完全显露目标椎间盘（图11-7）。
- 对于L5 ～ S1节段，应将腹膜和骶前神经提起至一个安全的平面加以保护，否则可能造成术后男性逆向射精。

**显露小贴士**

- 在L4 ～ L5节段要注意辨认腰升静脉。此外，在向右侧牵拉大血管时必须防止对静脉的过度牵拉。
- 为防止助手疲劳可能会导致术中间断性放松牵拉而出血，要使用带手柄撑开器。
- 仔细辨认输尿管。必须将输尿管和腹膜后结构一起牵开。
- 避免使用电凝可降低发生逆行性射精的风险。
- 为了获得良好止血效果，可以使用双极电凝。

## 手术具体步骤

- 第一步
  - 一旦左侧和右侧的髂总动脉和静脉被牵开，即可看到椎间盘。
- 第二步
  - 用手术刀或电刀行纤维环切除术，这一步骤有点类似颈前路椎间盘切除植骨融合术中的终板处理过程（图

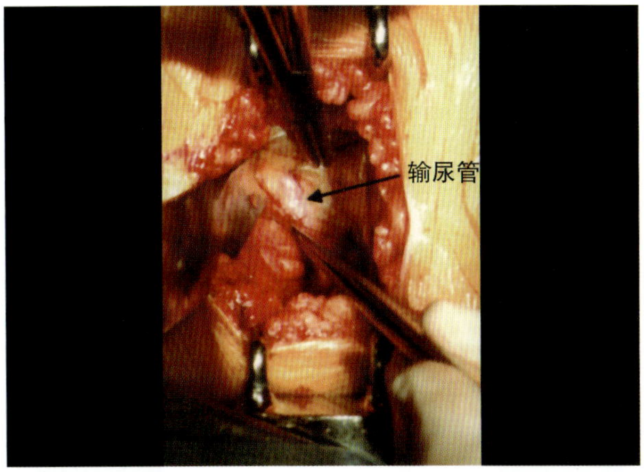


图 11-7　在术野中辨认输尿管。在该手术入路中要仔细辨认重要解剖结构并小心地牵开以显露椎间盘

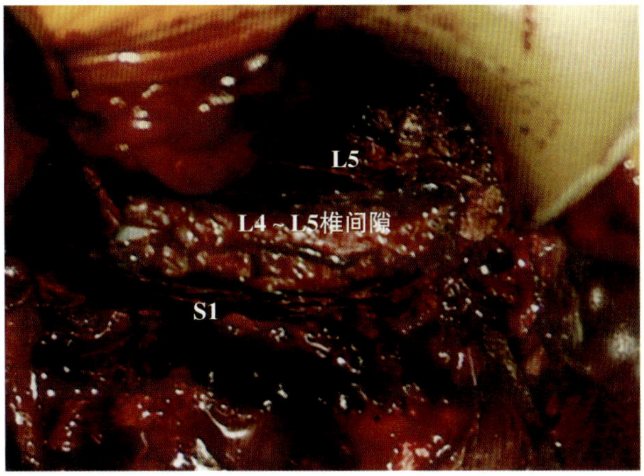


图 11-8　切开纤维环前直视目标椎间盘

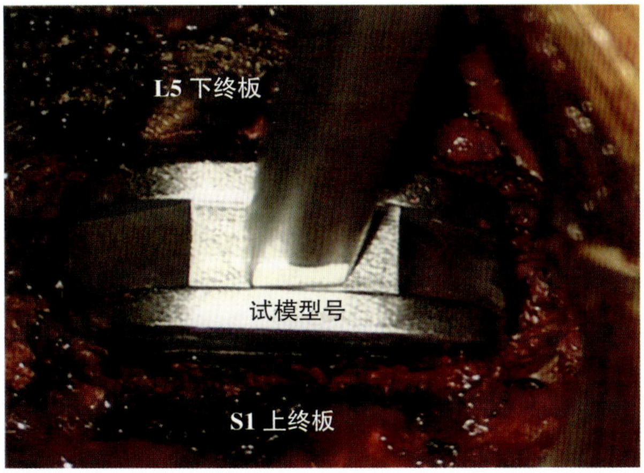


图 11-9　在椎间盘切除和处理终板后放入试模

11-8）。

- 第三步
  - 用环状刮匙处理纤维环，然后使用Cobb剥离子将纤维环自终板上剥离。在此过程中，尽可能多地去除椎间盘组织，但注意不要损伤终板，否则容易引起术后内植物移位或沉降。
- 第四步
  - 用撑开器撑开椎间隙，使间隙高度接近邻近节段间隙高度。
- 第五步
  - 选取大小合适的试模放入椎间隙内预估需置入Cage的型号或植入骨块的大小（图11-9）。

**手术小贴士/陷阱**

- 在进行纤维环切除时，刀锋的指向应远离血管结构。
- 过度处理终板可能增加内植物沉降或移位的风险。
- 如椎间盘组织切除不干净，植入内植物后可能存在椎间盘组织碎片再次进入椎管内的风险。
- 内植物放置偏外或偏后方均可能造成神经结构受压。

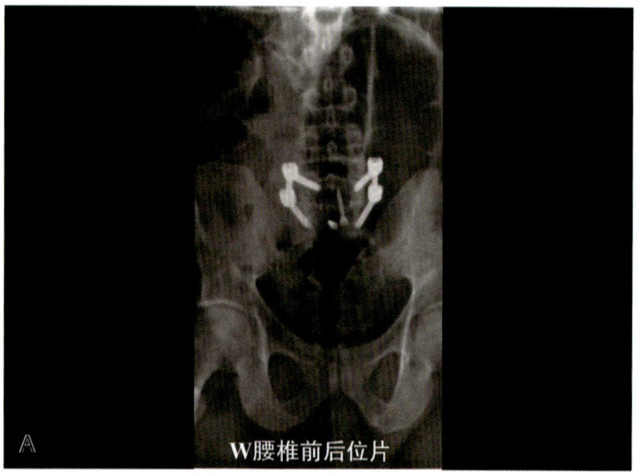

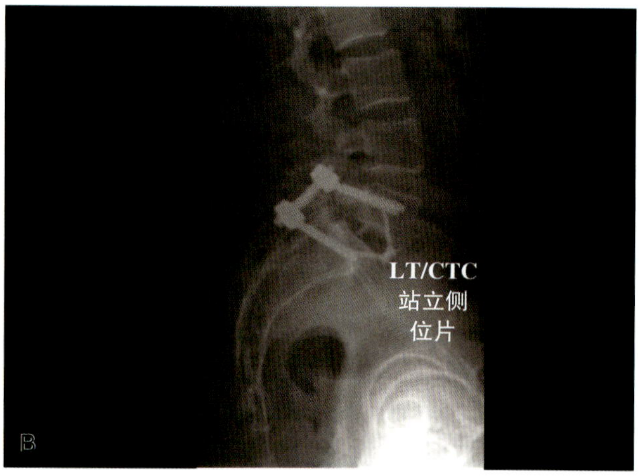


图11-10A和B 术后前后位（A）和站立侧位（B）X线片显示前路使用椎间Cage进行融合结合后路椎弓根钉内固定

  - 再次强调，必须注意不要损伤终板。
- 第六步
  - 根据试模型号选取相应大小的内植物和植骨材料植入椎间隙内。
  - 内植物型号应可以恢复椎间隙的高度，从而间接地增加椎间孔的直径。
  - 植入楔形的内植物可以恢复腰椎前凸角度。
- 第七步
  - 侧位透视确认内植物的位置准确无误。
  - 正位透视确认内植物是否居中（图11-10A和B）。

## 术后管理

### 不良结局

- 腹膜穿孔
  - 如果腹膜穿孔很小或偏向外侧，一般无需进行一期缝合。
  - 如果腹膜穿孔位置位于腹侧，则需进行严密缝合以避免出现术后疝。
- 血管损伤
  - 文献报道的血管损伤发生率为1.9%[2]。
  - 如果准备进行血管修复，血管夹是有效的修复静脉撕裂的方法。动脉损伤罕见报道。
- 血栓形成

**手术小贴士/陷阱**

- 如果椎间植入物植入时不与椎间隙平行，可能会导致椎间盘软骨下骨骨折、前凸丢失和内植物下沉。
- 骨质量和愈合能力差可能会导致症状性假关节形成。
- 内植物过小和纤维环张力差会导致内植物移位、假关节形成或内植物下沉。
- 筋膜层关闭不好可能导致局部疝。
- 侧方的腹膜穿孔不需要修复，但腹侧的腹膜穿孔需要修复，以降低疝出风险。
- 血管夹是静脉撕裂最有效的修复方式，但偶尔也可能需要缝合。

  - 动静脉血栓较为罕见。
  - 术中将血氧仪置于左侧趾部监测血氧饱和度，因为左侧更容易发生下肢静脉血栓。
  - 间断松开撑开器，促进血液循环。
- 输尿管损伤
  - 输尿管损伤并非常见；输尿管损伤术中一般都能即刻发现，术后可能会产生尿性囊肿。
- 交感神经损伤
  - 患者可能会主诉手术对侧下肢冰凉，这是由于手术侧下肢获得了更多血供导致的。一般情况下，这种交感神经损伤的相关症状会在 2 ～ 3 个月内消失。
- 淋巴管损伤
  - 非常罕见的并发症，需要谨慎处理。
  - 术者可看到有乳糜样液体从淋巴管损伤处流出。
  - 一般情况下可使用夹子进行修复，必要时放置引流管。
- 神经损伤
  - 在进行椎间盘外侧切开和安置撑开器操作时一定要小心。
  - 左侧入路显露 L5 ～ S1 节段，如果撑开器尖端向右侧进入过深，则可能导致 L5 神经根受压。
- 骶前副交感神经丛损伤
  - 男性损伤后会出现逆向射精[3]。
  - 小切口可以降低损伤的发生率，在将腹膜从 L5 ～ S1 前方牵开时，神经也随腹膜一同被牵开[4]。
- 腹部内脏损伤
  - 使用电刀切开筋膜最下层或腹横筋膜时，要注意不要造成腹膜的穿孔。
  - 这个并发症应在行入路显露的普通外科医生的协助下处理。

**不良结局小贴士/陷阱**

- 可由有经验的医生根据自己在该手术节段的经验来进行显露操作。
- 撑开器对左侧髂血管的压迫所致缺血可造成在放置、移除撑开器的过程中的 SSEP 改变[1]。
- 术中可将血氧仪置于左侧第一趾以间接测量四肢末端的灌注情况。
- 撑开器的正确放置对防止神经根损伤至关重要。
- 术前仔细阅读 CT 片，了解有无血管钙化有助减低术后血管并发症发生风险。

## 参考文献


1. Brau SA, Spoonamore MJ, Snyder L, et al. Nerve monitoring changes related to iliac artery compression during anterior lumbar spine surgery. Spine J, 2003, 3: 351–355.
2. Brau SA, Delamarter RB, Schiffman ML, et al. Vascular injury during anterior lumbar surgery. Spine J, 2004, 4: 409–412.

3. Burkus JK, Dryer RF, Peloza JH. Retrograde ejaculation following single level anterior lumbar surgery with or without recombinant human bone morphogenetic protein-2 in 5 randomized controlled trials: clinical article. J Neuros Spine, 2013, 18: 112–121.

4. Kaiser MG, Haid RW, Jr, Subach BR, et al. Comparison of the mini-open versus laparoscopic approach for anterior lumbar interbody fusion: a retrospective review. Neurosurgery, 2002, 51: 97–103.

**摘要：** 通过小切口和腹腔镜均可有效地进行前路椎体间融合。目前并无报道腹腔镜效果优于小切口开腹手术的相关文献。作者得出的结论是：小切口开腹椎间植骨融合已为大家所接受，主要源于其有如下优势：对目标椎间盘的直接显露、完整的椎间盘切除、突出椎间盘组织去除更彻底、终板显露更加充分以及与腹腔镜相比的相关并发症的发生率更低。

5. Brau SA. Mini-open approach to the spine for anterior lumbar interbody fusion: description of the procedure, results and complications. Spine J, 2002, 2: 216–223.

**摘要：** 文章描述了有关小切口ALIF的手术操作技术。6个月内的并发症包括：动脉损伤（0.8%）、静脉损伤（0.8%）、深静脉血栓（1.0%）、肠梗阻（0.6%）以及感染（0.4%）。作者得出的结论是：小切口入路是安全有效的，但并发症的发生率与学习曲线明显相关。

# 第 12 章

# 轴向腰椎椎间融合术

*Sreeharsha V Nandyala, Rahul Kamath, Kern Singh*
译者　任大江　审校　祝　斌

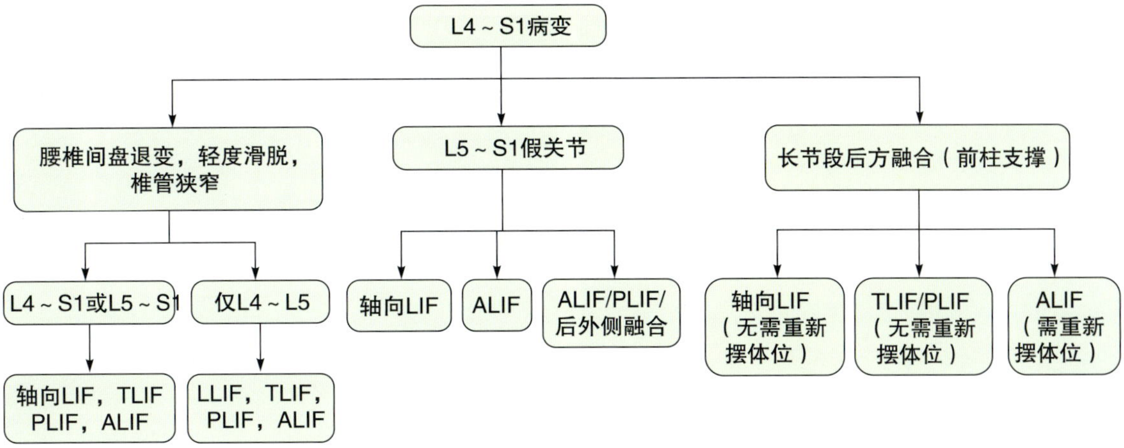


## 临床病例

男性，59 岁患者，因腰腿疼痛就诊。患者主诉腰背部疼痛多年，但近期新发右下肢麻木和刺痛症状。查体发现，在右足外侧缘皮肤感觉较左足减退的同时，患者伴有跖屈肌力减弱。影像学显示L5 ～ S1 退变性滑脱伴椎管狭窄。口服非甾体类药物、理疗和硬膜外注射等保守治疗方法仅可有限缓解患者症状。

## 影像学诊断

### X 线平片——前后位、侧位和全骶骨侧位片（图 12-1）

- 充分的影像学资料可用来初步评估骨性解剖特点，以决定患者是否适合选择该手术方法。

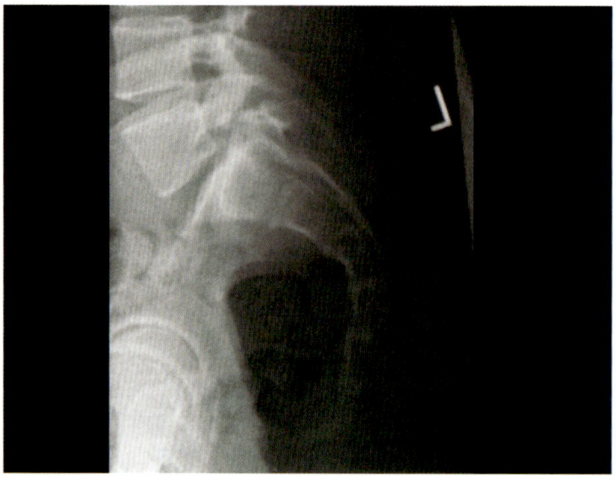

图 12-1 术前侧位片可见 L5 ~ S1 Ⅰ度峡部裂性滑脱。X 线片应包含骶骨全长以便进行术前规划

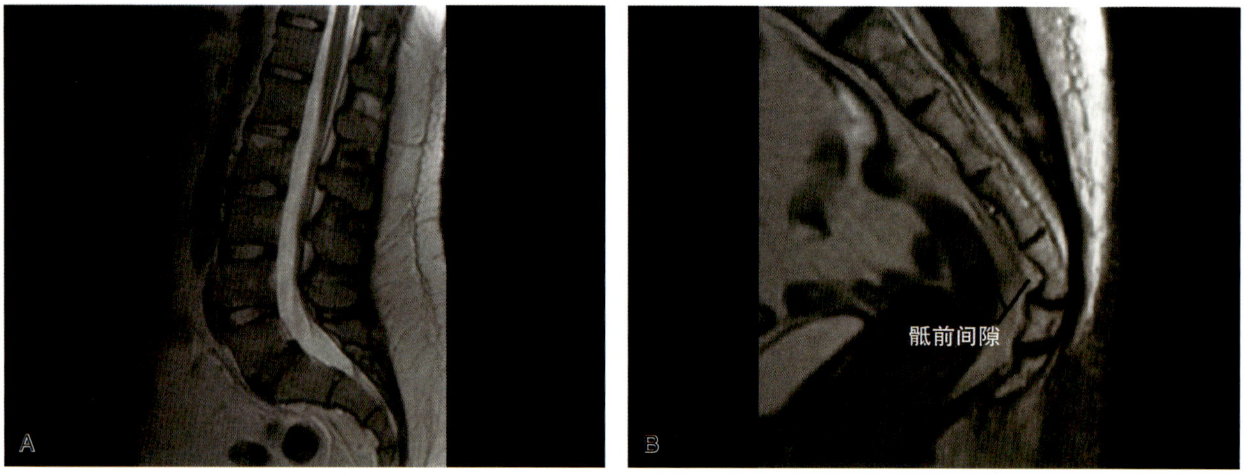


图 12-2A 和 B 术前矢状位 MRI（A）显示 L5 ~ S1 Ⅰ度滑脱。在正中矢状位 MRI 片上测量骶前间隙宽度（B）

## 磁共振成像（MRI）（图 12-2A）

- MRI 必须包括尾骨尖端，以便于评估骶前间隙（图 12-2B）
  - 在正中矢状位 MRI 片上，骶前间隙前方以直肠的腹膜脏层为界，后方以骶前筋膜为界。
  - 骶前间隙评估应包括直肠周围脂肪垫厚度以及有无异常的血管畸形。
- 对 MRI 片进行详细的评估有助于保证手术的安全性和可行性
  - 术前模板（图 12-3）
    - 在矢状位 MRI 片上画一条从骶尾关节下方的进针点到 S1 终板中点的连线

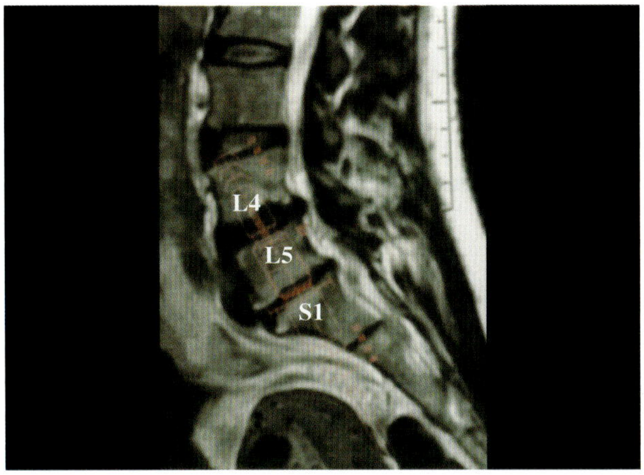


**图 12-3**　在术前正中矢状位 MRI 片上确定内植物的轨迹和大小

□ 内植物的最佳轨迹为垂直于 S1 上终板。

– 内植物模板要满足距离 L4 和 L5 椎体前后壁 > 6 mm，同时距离 S1 椎体后缘至少 7 mm。
– 最后，在矢状面上内植物与直肠后壁和腹膜之间应有一定间隙。

## 手术适应证

- L4 ～ S1 病变
  - 退变性椎间盘疾病。
  - 椎管狭窄。
  - 假关节（既往融合失败）。
  - 滑脱（Ⅰ或Ⅱ度）。
  - 椎板切除后失稳。
  - 退变性脊柱侧凸。

## 手术设备和器械

- 可透射线的外科床。
- 术中透视机（两台）
  - 侧位。
  - 后前位。
- 钝头套管针。
- 钻。
- 保护鞘/套管。

**适应证小贴士**

- 轴向腰椎椎间融合术（轴向 LIF）可以通过恢复椎间盘高度和腰椎前凸治疗腰椎畸形。
- 重度腰骶部冠状位畸形应在轴向 LIF 手术前采用后路椎弓根螺钉系统进行矫形。

**禁忌证/陷阱**

- 如果患者仅有 L4 ～ L5 病变，可以采用其他腰椎融合术，如侧方腰椎椎间融合术（LLIF）、经椎间孔腰椎融合术（TLIF）或前方入路腰椎椎间融合术（ALIF）。
- 禁忌证包括盲肠憩室炎、炎症性膀胱疾病、骨盆手术史。因为这些情况下可能存在盆腔内瘢痕。

- 导针。
- 植骨材料。
- 镍钛合金椎间盘切割环。
- 软组织撑开器。
- 棒状内植物
  - L5 ～ S1 非撑开。
  - L5 ～ S1 撑开
    - 组件由L5锚定、S1锚定、撑开棒和固定棒组成。
- L4 ～ S1 两节段撑开
  - 组件由L4 ～ L5锚定、S1锚定、撑开棒和固定棒组成。

## 手术体位和设备摆放

- 患者俯卧于Jackson手术床上，以软垫保护身体骨性凸起部位
  - 软垫垫高髋部可抬高骶骨，有助于从轴位进入腰骶部。
- 腰部和臀部常规消毒、铺无菌单。
- 手术者站位应保持其优势手朝向患者足部，以便于术中操作。

**体位摆放小贴士**

- 在直肠内放入Foley导管并注入空气，有助于直肠在透视下显影。

## 手术相关解剖和显露

### 相关解剖

- 骶前间隙的前界为直肠系膜的腹膜脏层，后界为覆盖于静脉丛和骶骨上的骶前筋膜。
- 在矢状面上，男性（S1为16.2 mm，S3为13.0 mm）的骶前间隙要宽于女性（S1为11.9 mm，S3为10.6 mm）。因此，理论上，女性更容易出现直肠穿孔、血管损伤和骶前筋膜损伤。
- 骶正中动脉在骶骨岬部通常较细，因此在操作中不易损伤。

### 手术显露

- 在臀部皱褶上方触及尾骨旁切迹，在其尾端做一个2 cm的切口（图12-4）。
- 钝性剥离至骶前筋膜，并使用钝性套管针进入骶前间隙（图12-5）

**显露小贴士**

- 术前1天应进行标准的肠道准备。
- 用导针来确认正确的轨迹，这有助于确保棒穿过椎体时保持良好的位置。

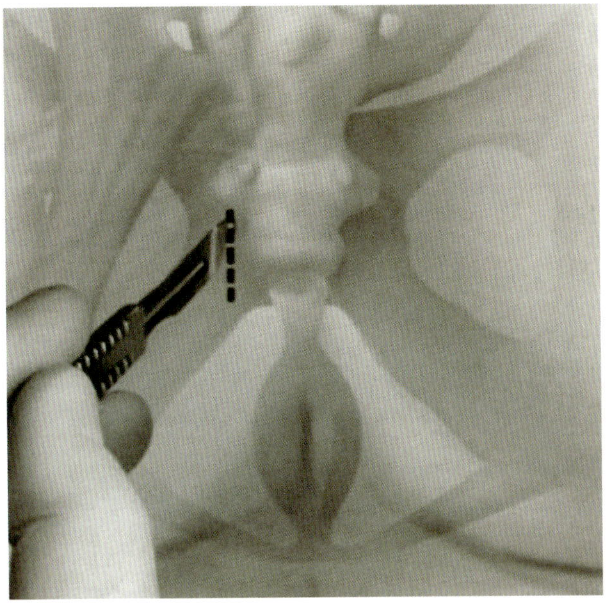

图 12-4　图示尾骨旁皮肤切口

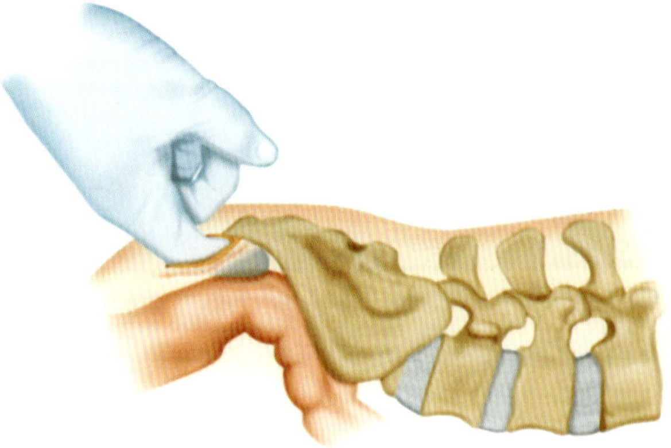

图 12-5　钝性分离骶前间隙。在术者的手指向后触摸尾骨尖部的同时向前方推开直肠

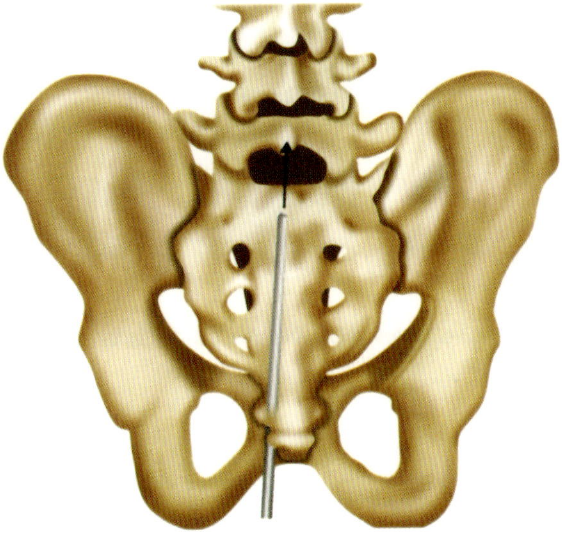

图 12-6　在正位透视平面可见套管针位于骶骨前方中线

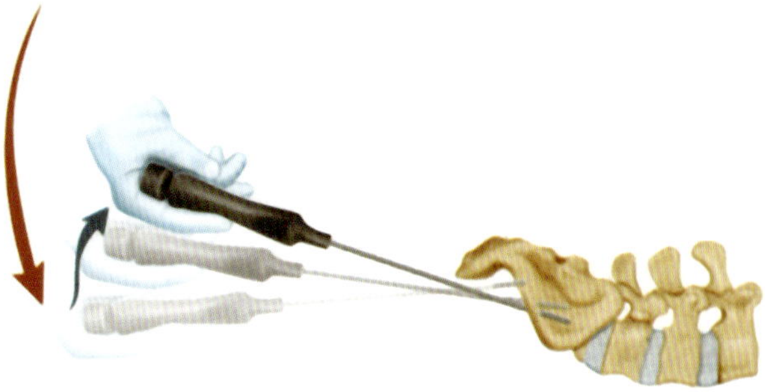

图 12-7　套管针沿着骶骨前方进入，直至套管针顶端到达 S1 ~ S2 椎间盘水平

- 前后位透视以确认套管针在骶骨前方并居中（图 12-6）。
- 侧位透视下继续将套管针沿着骶骨前方进入，直至套管针顶端到达 S1 ～ S2 椎间盘水平。
- 通过侧位透视再次确认套管针的方向指向 L5 ～ S1 椎间盘的中点（图 12-7）。
- 沿套管针置入导针并将其敲入骶骨内。移除套管针，将导针留在原位（图 12-8）。

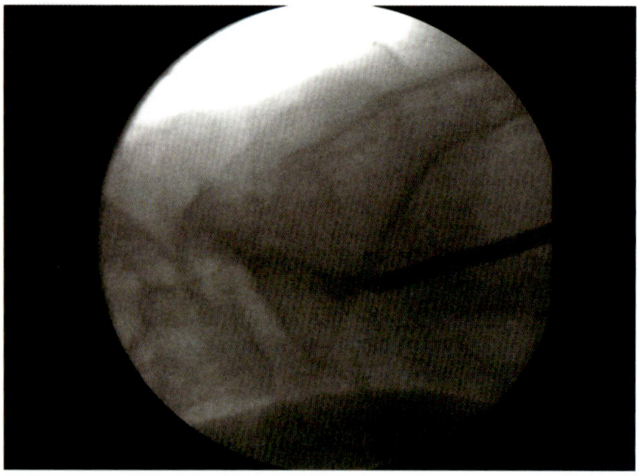

图12-8 侧位透视可见导丝轨迹。导丝位于S1 ~ S2椎间隙水平并指向L5 ~ S1椎间盘中点

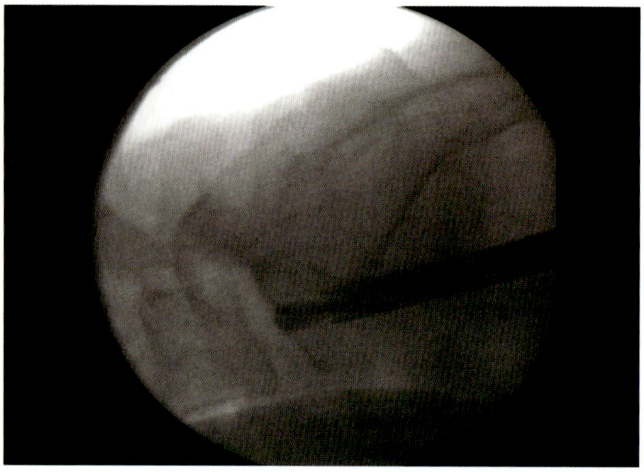

图12-9 侧位透视显示应用钻扩大工作通道直至进入L5 ~ S1椎间盘

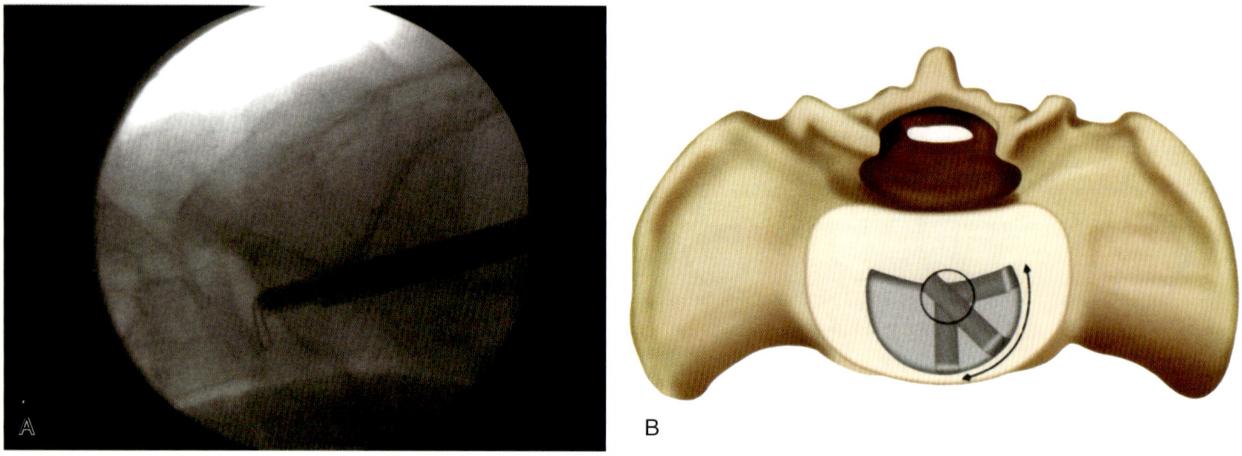


图12-10A和B （A）术中侧位透视显示使用椎间盘切割环切除L5 ~ S1椎间盘。（B）轴位角度显示椎间盘切割环处理椎间盘

- 置入扩张器，建立经过骶骨的骨性工作通道。置入10 mm的保护套并将其留在原位后拔出导丝。

## 手术具体步骤

- 第一步
  - 通过10 mm的保护套置入9 mm的钻头以扩大骨性工作通道，直至L5 ～ S1椎间盘（图12-9）。
- 第二步
  - 使用镍钛合金的椎间盘切割环切除L5 ～ S1椎间盘，不但可以移除髓核组织，还可以搔刮终板，直至终板渗血以便于进行融合（图12-10A和B）。在此过程中要保持纤维环完整。

- 第三步
  - 采用组织吸除器移除切除的椎间盘组织，椎间隙内进行植骨。
  - 自体骨来自于收集术中碎骨或使用骨性材料替代物。
- 第四步

因为内植物的大小和直径不同，接下来的步骤取决于融合的节段。

- L5 ～ S1 非撑开棒
  - 透视下使用7.5 mm的钻头在L5椎体内钻孔，插入测量装置（导针）来决定轴向棒的长度。
  - 更换套管以建立工作通道，置入轴向棒
    - 更换后的套管应与骶骨平齐。
  - 在透视引导下，沿导丝经过L5 ～ S1椎间盘插入非撑开棒。
  - 如有必要，可以使用“植骨棒”来进行植骨材料填充。最后，使用螺纹栓闭锁棒的尾端。
- L5 ～ S1撑开棒
  - 使用10.5 mm钻头钻孔后，在骶骨插入10 mm的工作通道。然后在外部插入一个12 mm的保护套，直至尖端接触到L5椎体下终板。
  - 使用10.5 mm的钻头和测量工具在L5椎体钻孔并测量合适的内植物大小。
  - （同上）更换套管，以建立植入物插入的空间。
  - 插入内植物，直至L5锚定点部分完全进入L5椎体。
  - 插入抗扭矩通道，在进行棒撑开恢复椎间隙高度的同时，进行抗扭矩操作。
  - 最后，插入锁定棒完成整个流程（图12-11A至C）。
- L4 ～ S1撑开棒
  - 在建立通往L5椎体下终板的通道之后，使用10.5 mm的钻头进一步扩大工作通道直到L4 ～ L5椎间盘。
  - 以与L5 ～ S1椎间隙相同的模式行椎间盘切除、常规准备终板并进行植骨（如上所述）。
  - 然后在侧位透视引导下使用9 mm的钻头钻入L4椎体。
  - 测量合适的内植物尺寸后，置入组配好的内植物直到进入L4椎体内部

**第三步小贴士**

- 在用切割环处理椎间隙过程中，间断使用组织吸除器可以防止椎间隙内残留组织碎片。

**第四步小贴士**

- L4 ～ L5棒具有不同的螺距和直径，在拧入过程中可以撑开L4 ～ L5椎间隙。
- 建议后方采用经皮椎弓根螺钉内固定以增强稳定性。

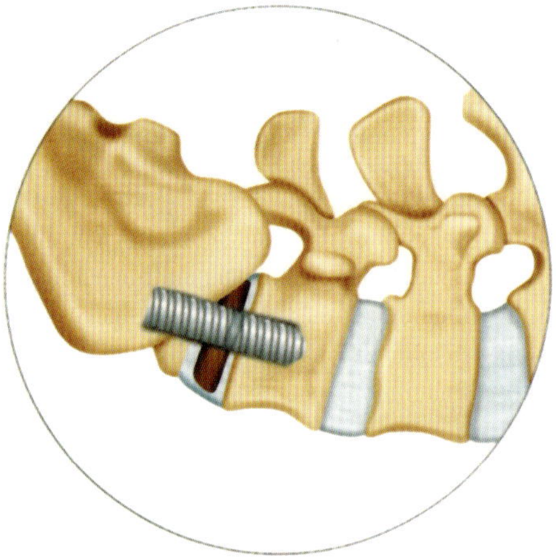

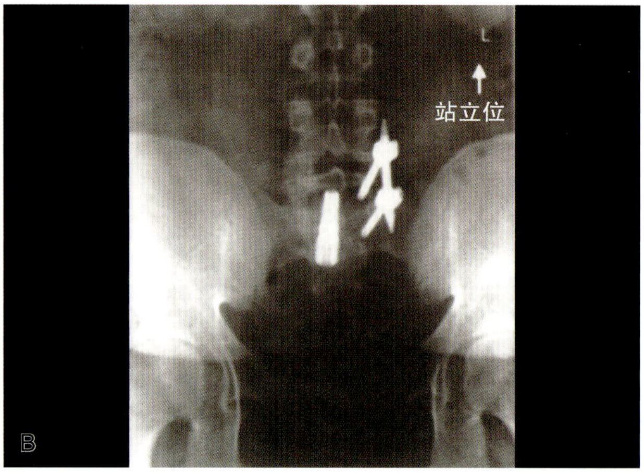


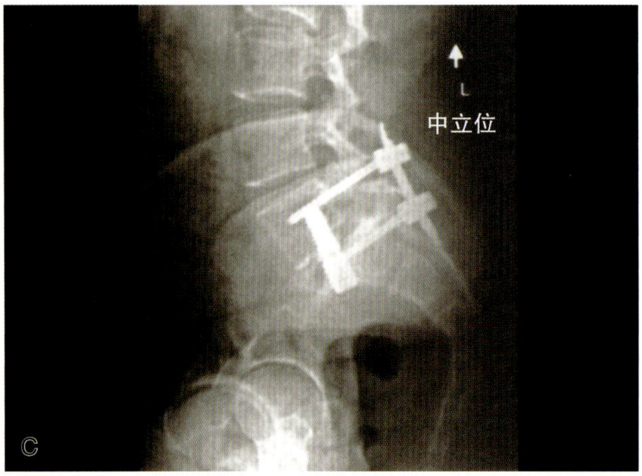


图 12-11A 至 C （A）图示轴向 LIF 单节段＋撑开棒撑开 L5 ～ S1 椎间隙。手术完成后前后位（B）和侧位（C）透视下内固定位置，包括轴向 LIF 单节段和后方经皮钉棒系统

- S1 锚定点不应越过椎间隙进入 L5 椎体。

■ 随后置入撑开棒撑开 L5 ～ S1 间隙。

■ 最后，经过 S1 锚定点插入锁定棒将所有组件锁紧（图 12-12）。

## 术后管理

### 不良结局

● 切口浅表感染（5.9%）

■ 一般多可通过口服或静脉使用抗生素治愈

- 如果病情需要，可进行置管引流。

● 假关节形成（8.8%）

■ 术后形成假关节的患者可以通过其他融合方法再次获得骨性融合，如 ALIF、PLIF 或 TLIF。从骶前区潜在的瘢痕下方移除轴向棒时可能会增加损伤血管的风险。建议采用更加安全的前方入路移除内植物。

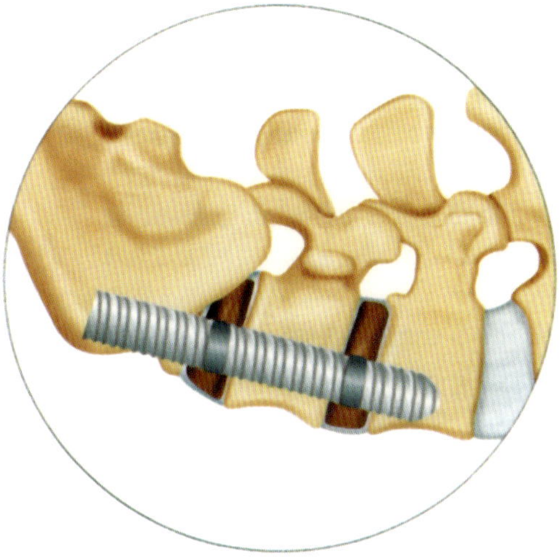

图12-12　图示轴向LIF 2节段＋撑开棒撑开L4 ~ L5和L5 ~ S1间隙

- 直肠穿孔（0.6% ～ 2.9%）
  - 这是该术式应避免的最主要的并发症。
  - 术前应详细采集病史。以下情况可能会增加直肠损伤的风险，如直肠憩室、盆腔炎症和盆腔外科操作史等。
  - 常规的肠道准备可以缓解肠道的活动。术中使用Foley导管向肠道内充气可增加肠管在透视下的辨识度。
  - 直肠损伤并非总是术中即能注意到，往往是术后几天发生腹膜后感染或脓肿后才被发现。
  - 如果术中即刻发现直肠穿孔，应由普外科医生会诊并进行修复
    - 治疗选择包括：引流、直接修复、旷置和应用抗生素。
    - 特殊情况下需要进行回肠造口术或结肠造口术。
- 骶骨骨折（2.9%）
  - 骨质疏松患者骶骨骨折发生率较高。
  - 骶骨骨折可能造成放射性疼痛。可以采用长的髂骨钉固定
    - 若采取保守治疗，存在畸形进展或症状加重的可能。
- 盆腔血肿（2.9%）
  - 由于该入路伤口非常小，盆腔血肿可能会被忽视
    - 术后应至少观察24小时，并监测患者实验室指标和生命体征。

  - 骶前静脉丛位于骶前间隙的正后方，在该入路术中有可能被损伤。
  - 一般来讲，出血位于腹膜后且血管闭塞后可自行停止。血肿会被逐渐吸收。
  - 如果患者存在血流动力学不稳定，应给予输血并进行血管造影检查。
- 短暂神经激惹
  - 较为少见的并发症，可行保守治疗。
  - 在置入棒的过程中，严格地贴着中线进行操作可避免发生神经激惹。

## 小结

- 轴向椎间融合术预后良好，融合率高（90%～100%），出血少，术后康复快[1-2]。
- 总体上讲，轴向腰椎椎间融合术与其他融合技术的并发症发生率类似（26.5%与28%～30%）。但报道的大多数轴向椎间融合术的并发症（直肠穿孔、骶骨骨折、盆腔血肿）都是骶前入路所特有的并发症，并且这些并发症可能会产生严重的后果[3]。
- 在进行长节段畸形矫正手术时，轴向椎间融合术在腰骶区可以提供稳定重建和高融合率[4]。
- 较新的双节段轴向椎间融合技术的短期临床观察显示其安全有效。然而，有报道称，78.6%的患者影像学上可见L4～S1节段内植物周边有透光区，提示存在不融合[5]。因此，还需要进行长期的随访观察以确定双节段轴向重建的安全性和有效性。

## 参考文献

1. Gerzten PC, Tobler W, Raley TJ, Miller LE, Block JE, Nasca RJ. Axial presacral lumbar interbody fusion and percutaneous posterior fixation for stabilization of lumbosacral isthmic spondylolisthesis. J Spinal Disord Tech, 2012, 25: E36–40.

**摘要：** 研究纳入了26例L5～S1滑脱（Ⅰ度～Ⅱ度）患者并采用轴向椎间融合术进行治疗，后方采用经皮内固定。结果显示，该技术出血量少和住院日短。2年随访时81%的患者临床结果为优良。所有患者均获得了骨性融合。

2. Tobler WD, Gerszten PC, Bradley WD, et al. Minimally invasive axial presacral L5 ~ S1 interbody fusion: two-year clinical and radiographic outcomes. Spine (Phila Pa 1976), 2011, 36: E1296–E1301.

**摘要：**回顾性研究包含156例进行L5 ~ S1轴向椎间融合术的患者。作者报道, 腰痛明显改善率在86%，功能损害改善率为74%，2年融合率为94%。

3. Lindley EM, McCullough MA, Burger EL, et al. Complications of axial lumbar interbody fusion. J Neurosurg Spine, 2011, 15: 273–279.

**摘要：**轴向椎间融合术相关并发症的回顾性研究。在68例患者中, 有16例（23.5%）出现了包括假关节、浅表感染、骶骨骨折、盆腔血肿、短暂神经激惹和直肠穿孔在内的并发症。作者总结道, 尽管并发症发生率相对较低, 但这些并发症与该入路有关并可产生严重的后果。

4. Anand N, Baron EM, Khandehroo B, Kahwaty S. Long-term 2- to 5-year clinical and functional outcomes of minimally invasive surgery for adult scoliosis. Spine (Phila Pa 1976), 2013, 38: 1566–1575.

**摘要：**回顾性分析了71例接受了分期MIS脊柱畸形矫正联合DLIF、轴向椎间融合术和后方固定手术的患者资料。作者报道, 患者的预后和影像学结果良好, 并发症发生率较低（22.9%）。作者认为, 在L5 ~ S1节段在腰骶区使用轴向棒可以为长节段固定提供坚强的固定。

5. Marchi L, Oliveira L, Coutinho E, et al. Results and complications after 2–level axial lumbar interbody fusion with a minimum 2–year follow–up. J Neurosurg Spine, 2012, 17: 187–192.

**摘要：**前瞻性非随机研究, 27例患者接受了L4 ~ S1的轴向椎间融合术。作者报道了术中并发症和1例术后医源性并发症（败血症）。尽管临床预后良好，但影像学可见内植物相关的并发症, 包括棒分离、棒周围透光区以及棒的头侧移位。2年随访时, 仅22%的节段获得了影像学融合。

# 第 13 章

# 脊柱畸形的微创矫形术

*Kern Singh, Neel Anand, Alejandro Marquez-Lara, Safdar N Khan*
译者　毛克亚　审校　蒋　毅

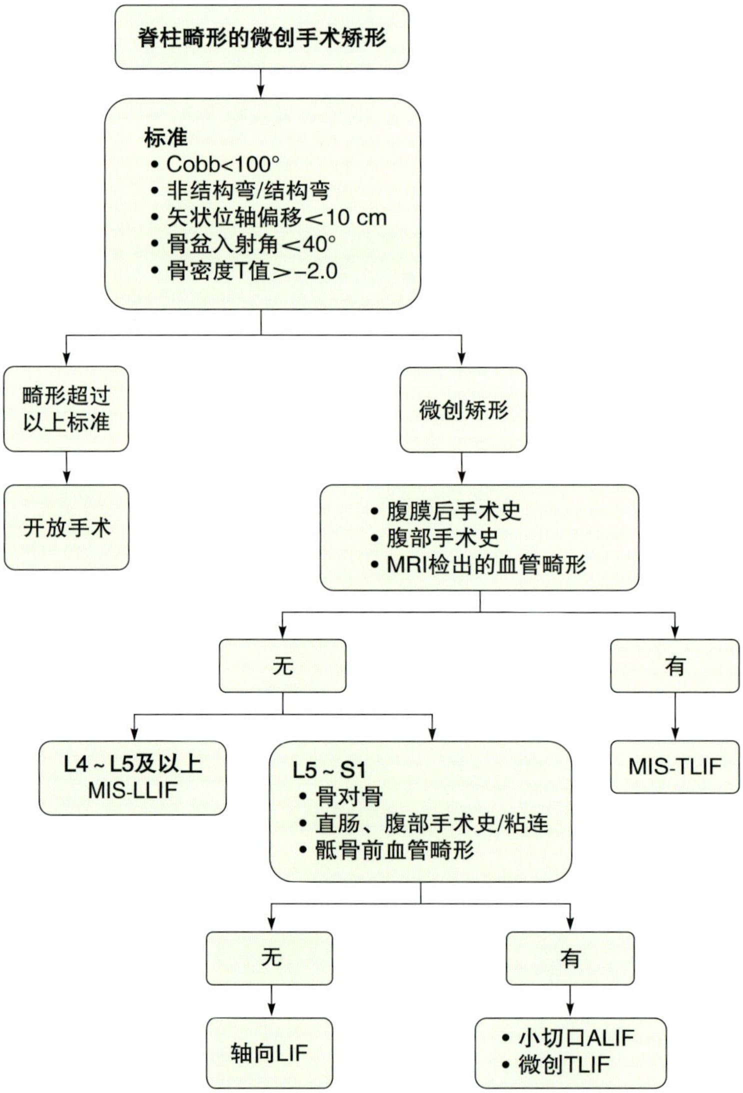

## 临床病例

72岁女性，在女儿陪伴下来到门诊，主诉腰腿痛、腰部僵直，活动后和夜间疼痛加重，久站和长距离行走后出现腿部疼痛、乏力，需坐下休息。影像学检查，站立位腰椎X线片提示腰椎退行性侧凸、Cobb角25°、L5 Ⅰ度滑脱；腰椎MRI提示腰椎管狭窄。

## 微创矫形治疗原则

- 成人畸形矫正手术的目的是：恢复矢状面、冠状面的平衡，获得可靠融合，预防畸形进展。
- 虽然传统的前路、后路和前后路联合手术治疗胸腰段退变畸形能够有效地恢复其冠状面、矢状面序列，但也有可能造成严重的并发症
  - 腰椎前路椎体间融合术（ALIF）易造成输尿管、肠、腹部血管、迷走神经丛（致逆行射精）等腹部脏器的损伤。
  - 腰椎后路椎体间融合术（PLIF）易出现大量失血、肌肉失神经化、神经损伤、术后疼痛和近端交界性后凸畸形（proximal junctional kyphosis，PJK）。
- 在保证矫形效果的前提下，微创技术能减少失血，降低术后并发症，并且理论上能降低PJK的发生率。

## 影像学诊断

### X线平片

- 站立位脊柱全长36英寸（1英寸＝2. 54 cm）正侧位X线片（图13-1A和B）有利于观察矢状面、冠状面序列
  - 冠状面平衡：正位X线片上，以C7椎体中心向下做铅垂线。如铅垂线偏离骶骨中垂线1 cm以上，则认为存在冠状面失平衡。
  - 矢状面平衡：侧位X线片上，以C7椎体中心向下做铅垂线。如铅垂线偏离S1椎体后上角5 cm以上，则认为存在矢状面失平衡。
  - 胸椎后凸角：侧位X线片上，利用T2头侧终板和T12尾侧终板连线的夹角测量Cobb角，此角正常范围是

**影像学检查小贴士**

- 正位脊柱X线片应包括C7、骶骨和髂嵴。
- 术中透视配合Stealth导航会减少术者和患者的射线暴露。

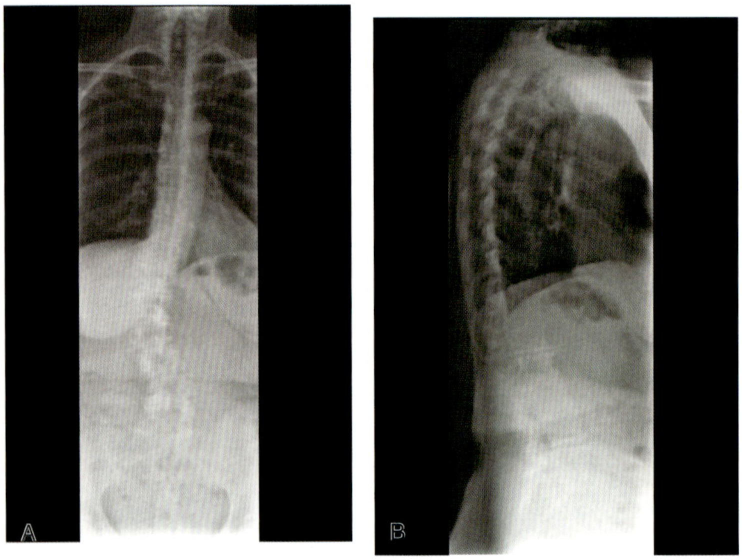

图13-1 站立位脊柱全长正（A）侧（B）位X线片显示退变性腰椎侧凸

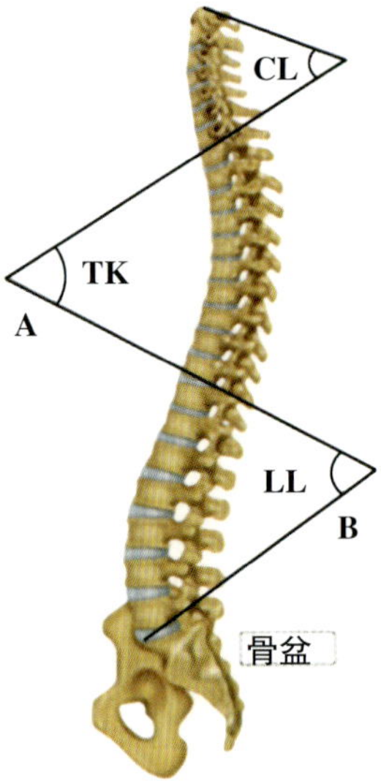


图13-2A和B 胸椎后凸角（thoracic kyphosis，TK）（A）和腰椎前凸角（lumbar lordosis，LL）的测量线（B）图示

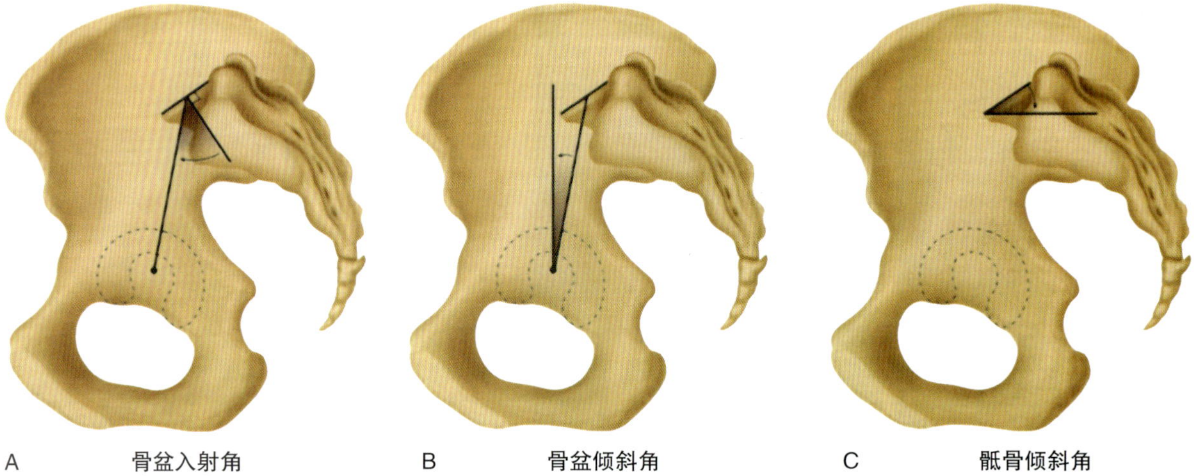


图13-3A至C 骨盆参数的测量。（A）骨盆入射角（pelvic incidence，PI）；（B）骨盆倾斜角（pelvic tilt，PT）；（C）骶骨倾斜角（sacral slope，SS）。骨盆入射角（PI）=股骨头中心至骶骨终板中心连线与骶骨终板中心垂直线间的夹角。骨盆倾斜角（PT）=骶骨终板线中点与股骨头中心连线与经过股骨头中心垂线的夹角（骶骨终板中心在垂线后为正，在前为负）。骶骨倾斜角（SS）=骶骨终板与水平线的夹角

10°～40°（图13-2A）。

- 腰椎前凸角：侧位X线片上，利用T12头侧终板和S1终板连线夹角测量Cobb角，此角正常范围是40°～60°（图13-2B）。
- 骨盆参数
  - 骨盆入射角（pelvic incidence，PI）：即S1终板中点到股骨头中心连线与过S1终板中点垂线间的夹角（PI＝PT＋SS）（图13-3A）。

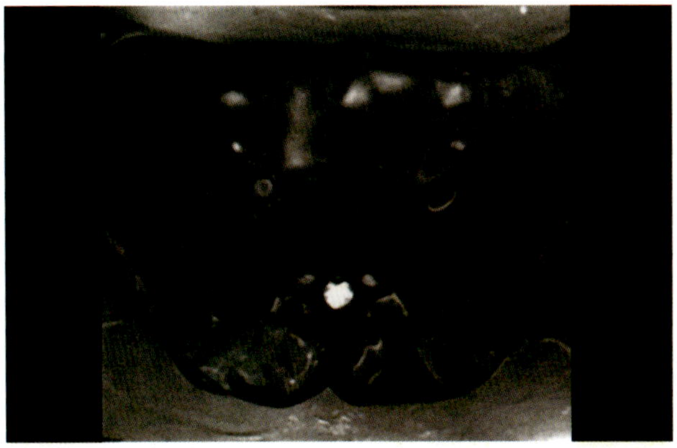

图 13-4　术前骶骨轴位像显示中线部位未见血管畸形

- 骨盆倾斜角（pelvic tilt，PT）：S1 终板中点到股骨头中心连线与过股骨头中心垂线间的夹角（图 13-3B）。
- 骶骨倾斜角（sacral slope，SS）：S1 终板与水平线间的夹角（图 13-3C）。

- 正位 Bending 像可评估脊柱的柔韧度，Bending 像 Cobb 角 $< 25°$ 为非结构弯，不考虑进行融合。
- 可通过初始的影像学诊断评估潜在的脊柱畸形。
- 屈伸位 X 线片可评估脊柱的被动矫正能力和动态稳定性，有助于确定融合范围，如存在椎体滑脱，应考虑融合。

## 磁共振成像（MRI）

- 用于评估椎间盘病变和神经受压情况。
- MRI 能够显示有无畸形的血管（图 13-4）。
- MRI 冠状位片有助于区分病变和正常节段，从而确定减压和融合范围。

## 计算机断层扫描（CT）

- CT 片有助于评估是否存在自发融合的节段。
- 有助于预估椎弓根螺钉的规格和帮助规划钉道。
- CT 脊髓造影有助于评估硬膜囊和神经的受压程度
  - 适用于既往接受过脊柱手术、体内已存在脊柱内固定器械和有持续根性痛的患者。

### 骨密度

- 50 岁以上的患者应行骨密度检查，微创手术不适用于 T 值 $< -2.0$ 的患者。

## 手术适应证

- 脊柱畸形伴有背部和（或）下肢痛
  - 脊柱侧凸
    - 退行性。
    - 特发性。
    - 综合征性。
    - 医源性。
- 畸形持续性进展。
- 柔软性弯。
- Cobb 角 10° ～ 60°。
- 神经根病变（畸形凹侧椎间孔狭窄）。
- 腰椎前凸过大。
- Bending 像上可见僵硬的侧向椎体滑脱。
- 椎管狭窄。

**适应证小贴士**

- 在手术治疗之前，要采取各种保守治疗，包括支具、硬膜外注射、关节突关节注射和物理治疗。

**禁忌证**

- 僵硬的矢状位失平衡＞10 cm。
- 重度腰椎滑脱（Ⅲ度或以上）。
- 僵硬弯。
- Cobb 角＞60°。
- 骨盆入射角＞40°。

## 制订手术方案需要考虑的因素

理解脊柱畸形的病因、解剖和临床症状有助于指导外科治疗。

- 退行性脊柱侧凸
  - 病因：退行性脊柱侧凸由一系列的脊柱退行性改变（如非对称性的椎间盘塌陷、小关节退变、椎体滑脱、椎体半脱位等）引起。
  - 解剖：退行性脊柱侧凸常见于腰段，很少累及胸段。尽管存在旋转半脱位，但很少见到典型的严重旋转畸形。侧向的椎体滑脱较常见，较典型的是L4椎体相对于L5的滑脱，L3椎体相对于L4的旋转。
  - 临床表现：患者有各种神经根受损症状（如根性疼痛、间歇性跛行、进行性加重的腰背痛），导致生活质量下降。此时可考虑进行手术治疗。
  - 外科治疗：通常应用腰椎减压、融合技术。
- 成人特发性脊柱侧凸伴有退行性改变
  - 病因：在原有成人脊柱侧凸基础上发生的退行性改变。
  - 相关解剖：这类患者的特点是：脊柱畸形更严重，可同时累及胸段和腰段，可伴有旋转畸形。
  - 临床表现：患者年龄为31 ～ 50岁，表现为严重的背部

**小贴士**

- 固定性畸形可能需要短节段开放截骨术（如Smith-Peterson截骨术等），同时辅助后路经皮椎弓根螺钉内固定技术。

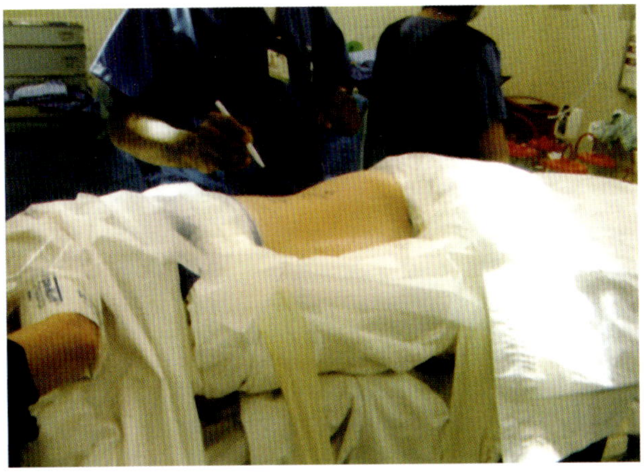

图 13-5　患者取侧卧位以便于行侧位腰椎融合术。注意手术目标节段应 尽量弓起，以最大限度增加肋弓和髂嵴间距

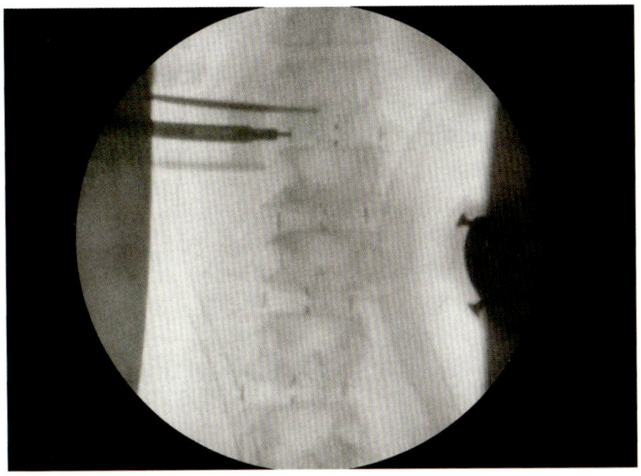

图 13-6　术中正位透视像显示一枚 PEEK 融合器被置入椎间隙。低位椎间隙已有 3 枚融合器置入

和下腰部疼痛，矢状面、冠状面明显失衡。

### 手术治疗

- 在有腰椎管狭窄的患者，如果前柱间接减压能够有效缓解症状，就可避免后路大范围椎板切除（虽然能直接减压）造成的广泛的软组织创伤和大量失血。
- 可用于前柱重建、融合的微创技术有多种（如轴向 LIF、TLIF、LLIF、小切口 ALIF）；以上技术均需要采用椎间融合器、自体骨块或其替代产品
  - 椎间融合器紧贴终板皮质缘植入是手术成功的关键，因为皮质缘是终板最坚强的部分。
- 后方经皮椎弓根螺钉固定是获得后方稳定的安全、有效的技术，需根据畸形的情况、患者症状确定内固定范围。

## 手术技术

- 侧方经腰大肌入路（LLIF）适用于 L5 ～ S1 以上的各个节段（图 13-5）
  - 通过同一个切口可以处理三个节段。
  - 椎间融合器（即 PEEK 或钽金属 Cage）能提供初始稳定性，并且能为骨生长提供牢固的支架（图 13-6）。
  - 几种可用于椎间融合的植骨材料均可促进融合，如自体骨、脱矿骨和其他的移植骨替代物（rhBMP-2）。
  - 对于一些长节段复杂病例，可在行 LLIF 2 ～ 3 天后再行后路椎弓根螺钉内固定术。这样有助于评估神经减

**小贴士**

- 侧方腰椎椎间融合术（LLIF）能够放置更大的椎间融合器，因此其矫形效果上比其他微创手术技术（TLIF、ALIF）更具优势。
- 如果需要固定到骨盆，可通过泪滴像进行双侧的骶髂螺钉置入。
- 所有侧凸节段均需固定。如果融合范围跨过胸腰段结合处，固定范围必须到达第一个正常的椎间盘，无论是在 T12 ～ L1 或 T11 处。

压是否彻底

– 二次手术前应再次行36英寸（约91 cm）的脊柱全长X线片检查评估矢状面、冠状面参数，以指导下一步矫形方案的制订。

- L5～S1节段可选择的融合方式很多，应根据术者的偏好、技术水平和潜在并发症综合考虑
  - 骶前入路（轴向LIF）
    – 这一技术的技术要求高，有损伤直肠的可能性，因此其应用存在一定的限制。
    – 不适于有既往骨盆手术史、骶前瘢痕、骶前血管畸形的患者。
  - 前方入路（小切口开放）
    – L5～S1节段采用此术式能够达到充分减压、融合，但如果需要行后路减压和（或）内固定，则术中需调整患者体位。
    – 既往有腹部手术史和腹部血管畸形是此术式的禁忌证。
  - 后方入路（TLIF）
    – （MIS）TLIF能够在术中不改变患者体位的情况下通过后路操作实现前柱减压和融合。
    – 但这一技术的缺点是：学习曲线较长，而且不适用于有严重椎体滑脱的患者。
- 单侧或双侧后方入路经皮椎弓根螺钉内固定术常被用于增加手术节段的稳定性（图13-7A和B）
  - 椎弓根螺钉固定和连接棒放置是获得理想矫形效果的关键
    – 每个椎弓根螺钉的置入均需在旁正中做一个单独切口，切开皮肤和深筋膜。
    – 或者可以共用一个正中皮肤长切口，而每个椎弓根螺钉的置入则做单独的深筋膜切口。
  - 如果采用LLIF手术，那么可在侧卧位置入单侧椎弓根螺钉。
  - 也可以在患者恢复俯卧位后置入双侧椎弓根螺钉以获得更好的矫形效果。
  - 在置入螺钉后，选择合适型号的钛棒，在持棒器夹持下经皮将钛棒置入螺钉尾槽，并在保持钛棒的矢状位方向的前提下由尾端向头端依次矫形
    – 在减压、融合操作过程中同时进行小关节松解有助

**小贴士**

- 对于骨质疏松患者，采用骨水泥强化椎弓根螺钉技术能增强螺钉固定把持力。

**陷阱**

- 椎弓根螺钉置入时应尽量排列在一条直线上，特别是在腰骶结合部，否则在矫形过程中容易出现拔钉情况。

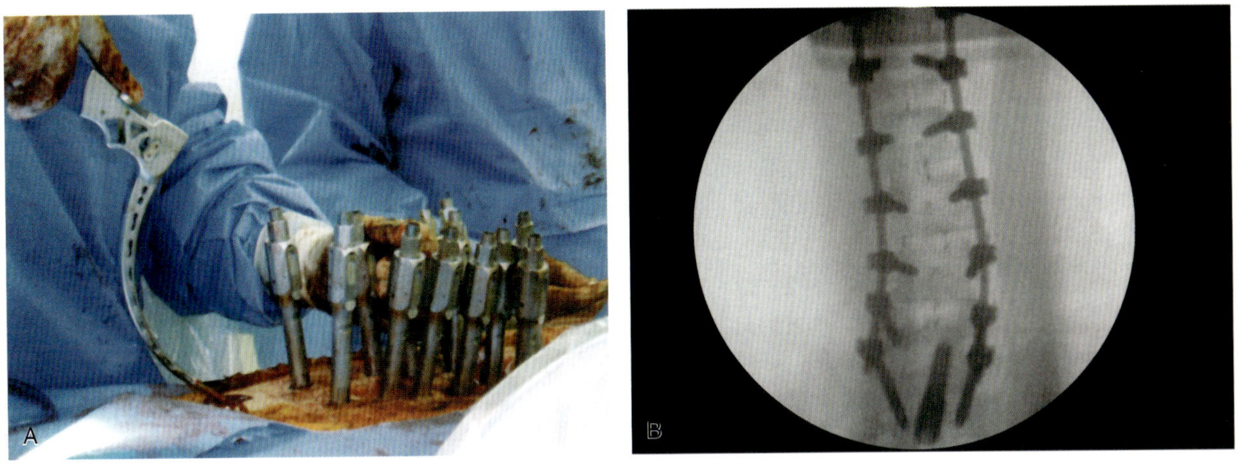


图 13-7A 和 B　（A）用持棒器将棒沿螺钉延长杆经皮置入。（B）正位 X 线透视显示经皮椎弓根螺钉、连接棒、一个节段的轴向撑开棒和几个椎间融合器置入的情况

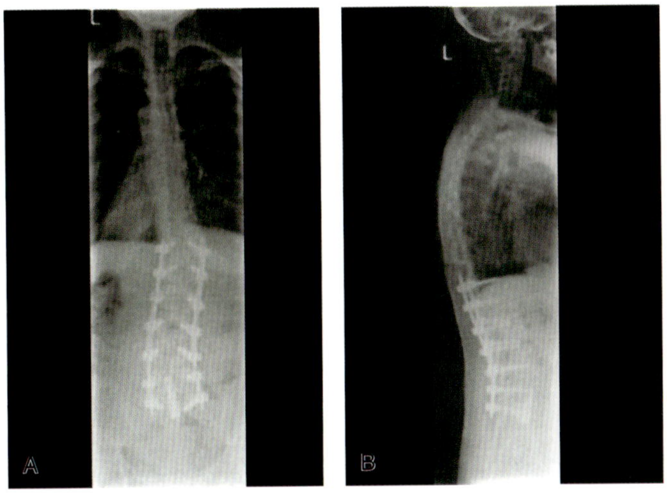


图 13-8A 和 B　术后 36 英寸站立位 X 线片证实良好的冠状面和矢状面平衡以及良好的畸形矫正

于畸形矫正。

## 小结

- 把握成人脊柱畸形的手术适应证，选择合适的患者将会获得良好的预后。
- 侧方入路腰椎椎间融合（LLIF）技术特别适用于治疗成人退行性脊柱侧凸，能够明显改善患者生活质量。另外，相对于开放手术，微创脊柱矫形具有手术时间短、失血量少、住院时间短、并发症更少等优势[1-3]。
- 采用 LLIF 技术能够获得良好的畸形矫正效果和高达 98% 的融合率。但为获得最大的矢状面和冠状面的矫形效果，通常有必要联合后路内固定手术[1]（图 13-8A 和 B）。

## 参考文献

1. Phillips FM, Isaacs RE, Rodgers WB, et al. Adult degenerative scoliosis treated with XLIF: clinical and radiographic results of a prospective multi-center study with 24-month follow-up. Spine (Phila Pa 1976), 2013, 38（21）: 1853-1861.

**概要：** 一项前瞻性非随机对照多中心研究（$n$=107）评估了采用LLIF治疗成人脊柱侧凸的临床和影像学结果。临床结果统计表明，患者得到了持续的冠状面和矢状面的畸形矫正、脊柱融合和症状持续改善。与传统开放手术比较，LLIF并发症更少。

2. Isaacs RE HJ, Goodrich JA, Rodgers WB, et al. A prospective, nonrandomized, multicenter evaluation of extreme lateral interbody fusion forthe treatment of adult degenerative scoliosis—perioperative outcomes and complications. Spine, 2010, 35, S322-S330.

**概要：** 一项前瞻性非随机对照多中心研究（n=107）评估了采用LLIF治疗成人脊柱侧凸的临床和影像学结果。LLIF平均手术时间为178分钟，失血量为50 ~ 100 $cm^3$，术后并发症发生率为12.1%。作者认为，与传统开放脊柱矫形技术相比，LLIF技术的并发症发生率减少。

3. Dakwar E, Cardona RF, Smith DA, Uribe JS. Early outcomes and safety of the minimally invasive, lateral retroperitoneal transpsoas approach for adult degenerative scoliosis. Neurosurgical Focus, 2010, 28: E8.

**概要：** 回顾性分析了25例侧方经腰大肌入路行前柱重建治疗退行性侧凸的病例。患者平均失血量为53 $cm^3$，平均住院日为6.2天。术后并发症发生率为24%，包括一过性大腿前侧麻木、横纹肌溶解、植骨塌陷、内固定失败等。本文作者认为，微创侧方经腰大肌入路行椎间隙重建、椎间融合、恢复腰椎曲度治疗退行性侧弯具有可行性。

# 第 14 章

# 微创脊柱肿瘤切除术

Kern Singh, Sreeharsha V Nandyala, Hamid Hassanzadeh, Alexander R Vaccaro
译者 毛克亚 审校 蒋 毅

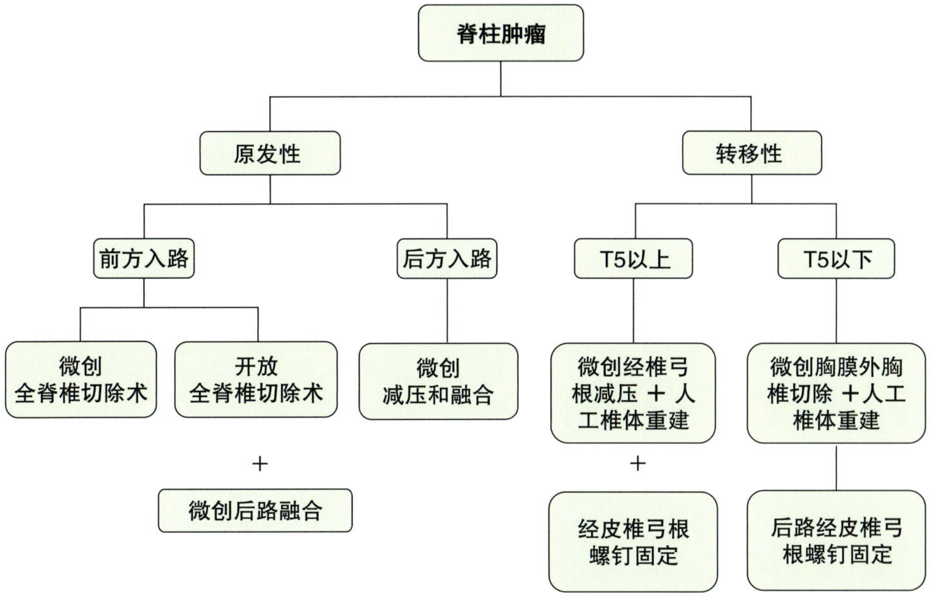


## 临床病例

患者女，35岁，既往有乳腺癌病史，因背部疼痛加重就诊。患者自述疼痛呈持续性，夜间加重，与活动无关，否认有麻木、乏力，二便正常。药物治疗疼痛缓解不明显。查体发现，患者呈可纠正的后凸畸形，不伴有运动和感觉缺失。

## 脊柱肿瘤微创手术治疗原则

- 脊柱肿瘤（原发性或继发性）患者会出现严重疼痛和脊柱轴向不稳，进而导致活动受限。

**小贴士**

- 2/3的脊柱转移瘤源自乳腺癌和前列腺癌。
- 接受创伤较大的手术后，患者长时间的制动会增加已处于高凝状态患者血栓栓塞的发生率。因此，对于高危人群，应当采取相应预防措施。

- 脊柱肿瘤的治疗目的是力求彻底切除肿瘤、缓解疼痛、保留或恢复脊柱稳定性和神经功能[1-2]。
- 由于70%的脊柱转移瘤会侵犯椎体，通过手术进行前柱减压和重建非常重要。
- 传统的脊柱肿瘤切除术会给患者造成较大范围的创伤和大量的失血，并增加感染风险和术后的虚弱感。

## 影像学诊断

- 磁共振成像（MRI）
  - MRI是诊断脊柱肿瘤最具敏感性和特异性的手段。
  - 建议行全脊柱的轴向MRI检查，判断病灶侵犯的节段，指导放疗方案的制订
    - 对于不能进行MRI检查的患者（如有心脏起搏器、眼植入物），可采用CT脊髓造影代替。
- 计算机断层扫描（CT）
  - CT检查能使医生了解患者的椎体破坏情况、周围解剖结构并有助于制订手术计划。
  - 对于脊柱肿瘤，CT图像的敏感性相对较低（66%），因此，CT对于脊柱肿瘤的诊断具有一定局限性。
- 骨扫描
  - 骨扫描作为一项敏感的检查手段，可发现直径小于2 mm的肿瘤，其诊断时间比X线平片平均提前3 ～ 18个月。
  - 但骨扫描对于溶骨性疾病（多发性骨髓瘤、肾癌）的敏感性低，并且不能提供准确的解剖等级。
- 正电子发射计算机断层显像（positron emission tomography，PET）和计算机断层扫描（CT）
  - PET/CT可用于肿瘤最初分级。与骨扫描相比，PET/CT有较高的敏感性、特异性和阴性预测值。
- X线平片
  - 只有当骨质破坏达到30% ～ 50%时，X线平片才能发现骨小梁的改变。因此，不推荐应用X线片进行诊断。
  - X线片能用于评估脊柱力线和稳定性，观察病理性骨折。
  - 对于保守治疗的患者，可用一系列的X线片监测疾病的进展。

## 手术适应证

- 根治疗法——对于没有椎体周围软组织侵犯的良性或恶性的原发性肿瘤，采用根治疗法。
- 姑息疗法——对于伴有椎体周围软组织转移的恶性原发性肿瘤或转移性肿瘤，采用姑息疗法
  - 顽固性疼痛。
  - 脊柱不稳。
  - 进行性神经功能受损。
  - 对放疗不敏感（如肾癌或黑色素瘤）。

## 手术方案的制订

根据肿瘤的生物学特征、分期、脊柱稳定性、神经功能分级和疾病治疗费用的负担机构制订适合的手术方案。

- 肿瘤生物学特征和分期
  - 原发性良性肿瘤（成骨细胞瘤、血管瘤、嗜酸性粒细胞肉芽肿）
    - 这类原发性肿瘤很少需要手术治疗。
    - 如需手术治疗，不需要进行肿瘤的广泛性切除。
  - 原发性恶性肿瘤（骨肉瘤、尤文肉瘤、软骨肉瘤）
    - 当无证据表明肿瘤侵犯周围软组织或存在远处转移时，可采用 En bloc 方式切除。
    - 通常同时辅以放疗和化疗。
  - 转移性肿瘤
    - 根治疗法——全椎体切除术或椎体次全切。
    - 姑息疗法——经椎弓根减压或骨水泥填充。
    - 局部血管受累会影响肿瘤切除的可行性。
- 脊柱稳定性
  - 骨量损失程度是影响脊柱稳定性的关键因素
    - 椎体塌陷、节段畸形、肿瘤侵犯后柱是行脊柱融合的指征（图 14-1A 和 B）。
- 神经功能分级
  - 彻底的脊髓减压有利于急性、亚急性神经功能障碍的恢复。因此，脊髓减压的部位决定了选择何种手术方案。
- 疾病治疗费用的负担机构

**小贴士**

- 血供丰富的肿瘤（如肾癌、甲状腺癌和黑色素瘤）可以通过术前血管造影和选择性肿瘤栓塞减少术中失血。

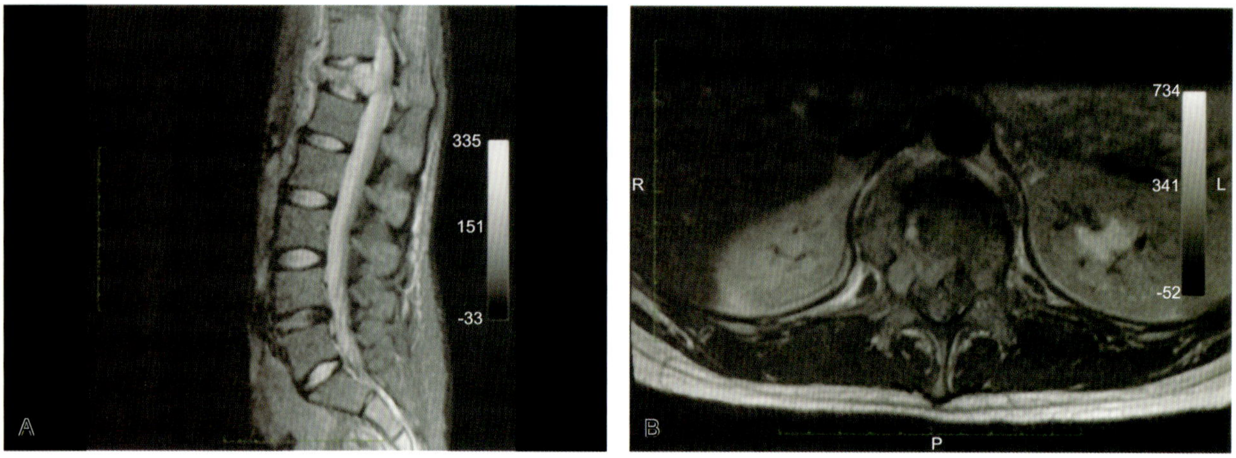


图 14-1A 和 B （A）术前矢状面核磁（MRI）证实 L1 椎体肿瘤局限性破坏椎体导致局部塌陷呈后凸畸形。（B）同一患者轴位 MRI 可见肿瘤压迫神经结构

- 尽管难以预测，但患者的疾病负担和预期生存期有助于评估手术治疗的整体风险。
- 疾病治疗费用负担压力大的患者更适合非手术治疗和姑息治疗。

## 手术入路

- 原发性脊柱肿瘤，不伴有神经症状
  - 肿瘤位置决定手术入路。
  - 如果肿瘤切除后伴有严重不稳，则需要重建脊柱稳定性
    - 可采用经皮椎弓根螺钉内固定技术。
  - En bloc 切除技术适用于尚未突破椎体边缘的恶性肿瘤（图 14-2A 和 B）
    - 传统开放手术方式为了避免肿瘤复发，常常行大范围的切除以确保切缘阴性。
- 原发性脊柱肿瘤伴有神经症状
  - 这类肿瘤常常是恶性的，需要开放减压并重建脊柱稳定性。
  - 后路内固定重建脊柱稳定性也可通过后路经皮椎弓根螺钉内固定来实现。
- 转移性脊柱肿瘤不伴有神经症状
  - 脊柱不稳是手术治疗的指征。
  - 如果允许进行病灶内切除，可以采用后路经椎弓根减压或胸膜外 / 腹膜后入路实现微创前柱的重建（图 14-3A

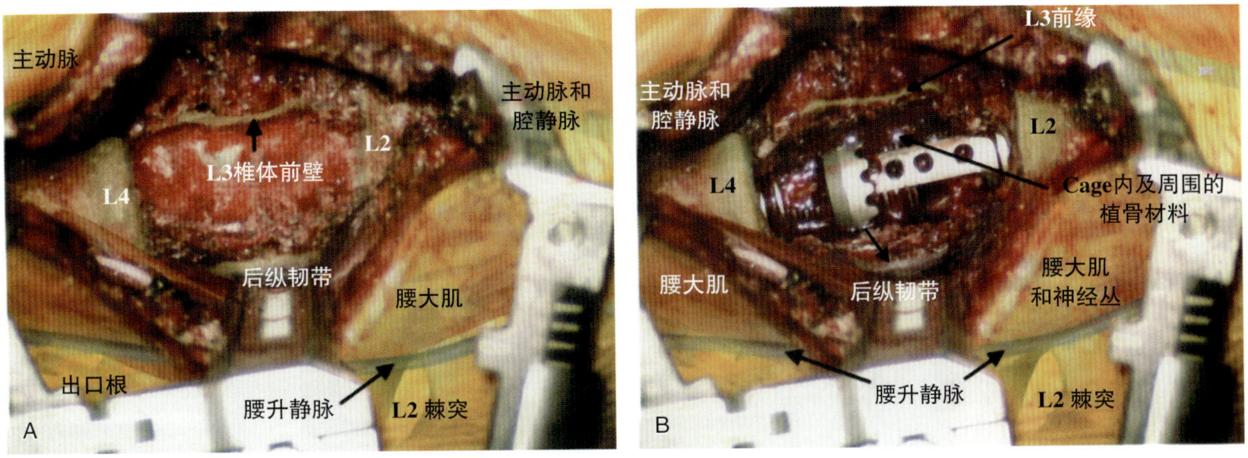


图 14-2A 和 B　（A）微创侧路腰椎椎体切除术术中像。（B）缺损可用可撑开钛网进行重建

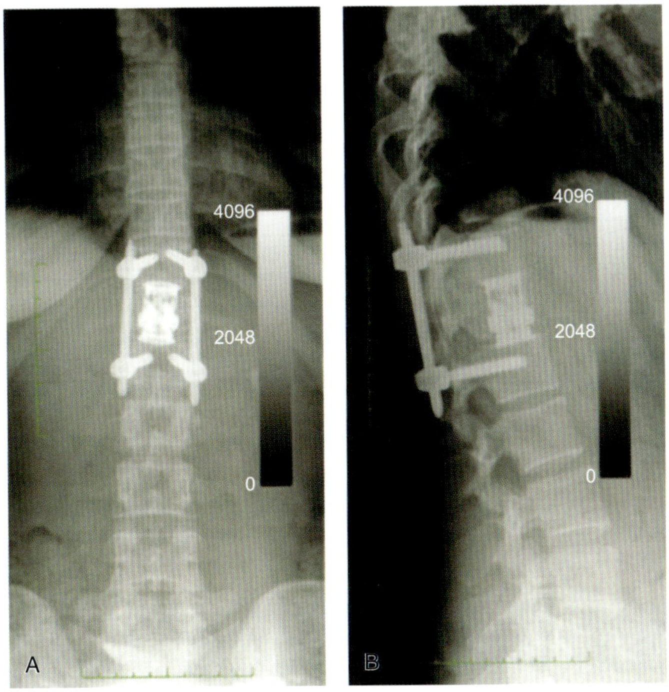


图 14-3A 和 B　使用可撑开钛网进行 L1 椎体切除术后椎体重建的术后前后位（A）和侧位（B）X 线片。采用经皮椎弓根螺钉固定获得了脊柱后方稳定

和 B）。

- 如需补充后方融合以增加脊柱稳定性，可采用经皮椎弓根螺钉内固定技术。

- 转移性脊柱肿瘤伴有神经症状
  - 神经功能障碍是脊柱转移肿瘤患者最常见的手术指征。
  - 需要手术进行神经减压（图 14-4）
    - T5 以上推荐采用后路经椎弓根减压。

**小贴士**

- 放射治疗宜在术后 2 ～ 3 周软组织愈合后进行。如有植骨，则放疗需在术后 4 ～ 6 周后进行。

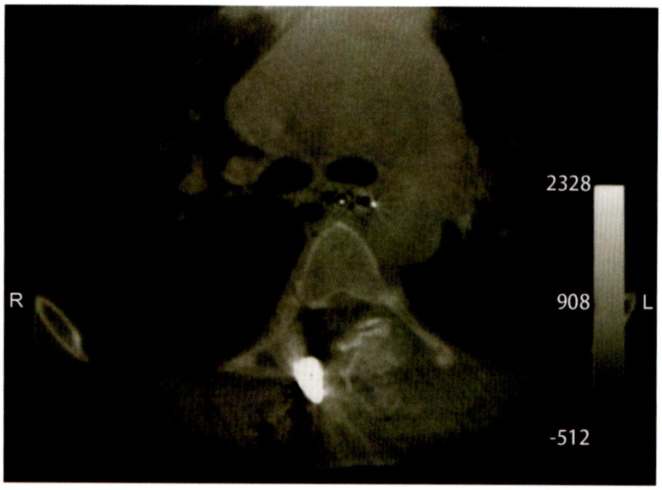


图14-4 术中O形臂导航成像，以确保微创经椎弓根入路手术能获得充分的椎管减压

- T5 以下推荐采用微创经胸膜外/腹膜后椎体次全切进行神经减压。

■ 后方稳定性重建可采用后路经皮椎弓根螺钉内固定技术。

## 椎体骨水泥强化技术的作用——后凸成形术和椎体成形术

- 病椎注射骨水泥（PMMA）能有效缓解疼痛并增强椎体的稳定性和强度
  - 可通过经皮经椎弓根技术将骨水泥注入椎体。
  - 后凸成形术还能恢复椎体高度和纠正后凸畸形。
- 骨水泥对放疗效应是稳定的，因此可在放疗前后进行骨水泥治疗。

**禁忌证**

- 椎体高度丢失≥75%。
- 椎管狭窄≥20%。
- 椎体后壁骨质破坏。
- 病变超过三个椎体。
- 神经根损伤。
- 无法纠正的凝血功能障碍。

## 小结

- 有急性到亚急性神经功能障碍的患者接受手术治疗能明显改善其神经功能和提高生存率[2]。
- 微创脊柱肿瘤减压术可降低术后伤口裂开的风险，因此术后早期可行辅助放疗。

## 参考文献

1. Bhatt AD, Schuler JC, Boakye M, et al. Current and emerging concepts in non-invasive and minimally invasive management of spine metastasis.

Cancer Treatment Reviews, 2013, 39: 142–152.

**摘要：** 本文回顾了伴有或不伴有脊髓压迫症状的脊柱转移瘤的症状、检查和治疗。作者认为，手术治疗的目的是阻止神经功能的进一步损伤，缓解疼痛，使肿瘤局限化，以提高患者的生活质量。

2. Patchell RA, Tibbs PA, Regine WF, et al. Direct decompressive surgical resection in the treatment of spinal cord compression caused by metastatic cancer: a randomised trial. Lancet, 2005, 366: 643–648.

**摘要：** 本文报道了一个随机多中心非盲法的临床试验，对比了采用手术＋放疗与单纯放疗治疗脊柱转移性肿瘤导致的脊髓压迫。作者证实，与放疗组相比较，手术组神经症状改善更明显。

3. Zairi F, Arikat A, Allaoui M, Marinho P, Assaker R. Minimally invasive decompression and stabilization for the management of thoracolumbar spine metastasis. J Neurosurg Spine, 2012, 17: 19–23.

**摘要：** 本文报道了采用微创后路经椎弓根椎体切除脊髓减压术治疗10例胸腰椎转移瘤患者的前瞻性研究。作者认为，对于有限预期寿命的脊柱肿瘤患者，采用微创姑息性治疗安全有效。

# 第 15 章

# 脊柱创伤的微创手术

Alpesh A Patel, Alejandro Marquez-Lara, Hamid Hassanzadeh, Kern singh
译者 张 烽 审校 蒋 毅

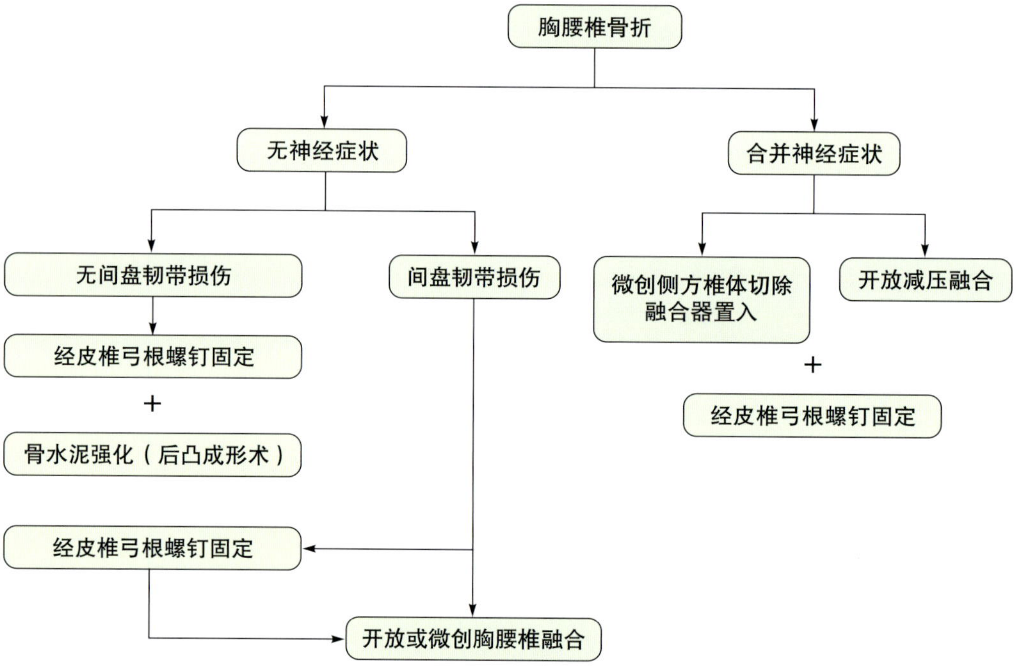


## 临床病例

男性，31 岁，车祸后送至急诊。患者生命体征平稳，四肢活动自如。然而，初步查体发现，患者左胸部呼吸音减弱，四肢动脉搏动可扪及，右侧大腿畸形。肠鸣音正常。影像学检查发现，右股骨中段骨折、左侧气胸伴 T12 ～ L1 节段合并骨和韧带结构的屈曲–牵张型损伤。患者在完成气胸治疗病情稳定后接受了后路经皮椎弓根螺钉固定术。

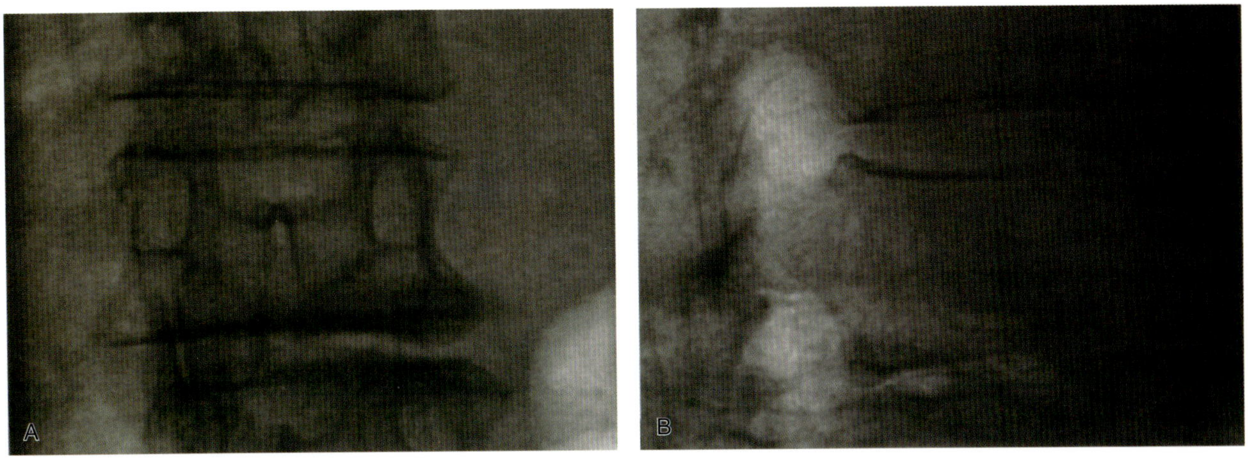

图 15-1A 和 B （A）椎体标准正位。上下终板平行，两侧椎弓根与棘突距离相等。（B）椎体 标准侧位。两侧椎弓根投影完全重叠，上下终板平行

## 脊柱创伤的微创手术原则

- 胸腰段脊柱骨折的手术治疗目的包括：重建脊柱的稳定性、减压相应的神经结构，使患者可以早期活动，预防创伤后脊柱后凸畸形的发展。
- 合并多个器官系统损伤的患者因合并了软组织损伤[1]、大量失血（＞1 000 $cm^3$）以及感染的概率上升（10%），可能不能耐受长时间的开放性手术。
- 胸腰椎后路开放手术可导致肌肉缺血和失神经支配。这可能导致严重的腰背疼痛和肌无力，给术后的早期康复训练带来不利。
- 对于特定的损伤类型，微创手术入路可以达到同样的手术目的，同时可以减少传统手术引起的并发症。

**小贴士**

- 椎弓根螺钉内固定能为创伤患者带来即刻稳定。
- 微创技术可以用来提供临时稳定和固定，直至患者能耐受前路和后路的融合术。

**陷阱**

- 椎弓根螺钉内固定增加了辐射暴露。
- 陡峭的学习曲线可能会影响微创技术的普及。

## 影像学诊断

- X 线片（图 15-1A 和 B）
  - 对于脊柱骨折，X 线片可提供初步的评估。
  - X 线片不能辨别更隐蔽的、无移位的或轻度移位的骨折。
- 计算机断层扫描（CT）
  - CT 扫描是对损伤形态和稳定性评估敏感性和特异性最高的检查。
  - CT 可用于评估椎管和关节突的完整性。

  - CT可用于测量每一个椎弓根的大小和角度，以确定螺钉的尺寸和路径。
- 磁共振成像（MRI）
  - MRI 可以评估韧带的损伤以及脊髓和神经根的受压情况。

**陷阱**

- MRI 有较高的敏感性，但特异性不强。它不应单独用于损伤的诊断和分类。

## 手术适应证

- 不稳定爆裂骨折。
- 屈曲-牵张型损伤。
- 伸展-牵张型损伤。
- 骨折脱位。
- 需行腰椎-骨盆固定的不稳定骶骨骨折。

**小贴士**

- 早期胸腰椎稳定性手术（8小时）可以降低多发创伤患者发生呼吸并发症的风险。

## 手术方案的制订

根据骨折的稳定性（损伤形态和后方韧带复合体完整性）、患者的神经功能状况和其他合并损伤来选择合适的手术方式。

- 脊柱稳定性
  - 稳定性骨折（无移位爆裂骨折，Chance 骨折）
    - 这些骨折通常可以采用佩戴外固定支具来进行保守处理。
    - 在某些特殊病例（顽固性腰痛，肥胖体型），后路经皮椎弓根螺钉固定可以帮助实现足够的稳定性而促进骨折愈合。
  - 不稳定性骨折通常需要通过开放或微创的手术入路进行复位和融合
    - 对于复杂的骨折类型，切开复位可以与经皮后方固定联合使用，即所谓“杂交”技术。
    - 微创手术技术可以用来进行临时固定，以择期进行前方或后方的开放融合术。
- 神经损伤
  - 脊柱骨折合并神经症状进行性加重（脊髓、马尾神经）需要进行有效的减压和融合
    - 根据骨折类型和存在的神经受压情况选择开放或微创手术方式。

**小贴士**

- 对于存在韧带损伤导致脊柱不稳的患者，可以通过微创方式对关节突关节进行融合。在置入椎弓根螺钉之前，可用电刀去除小关节突的关节囊。用高速磨钻对小关节进行去皮质。

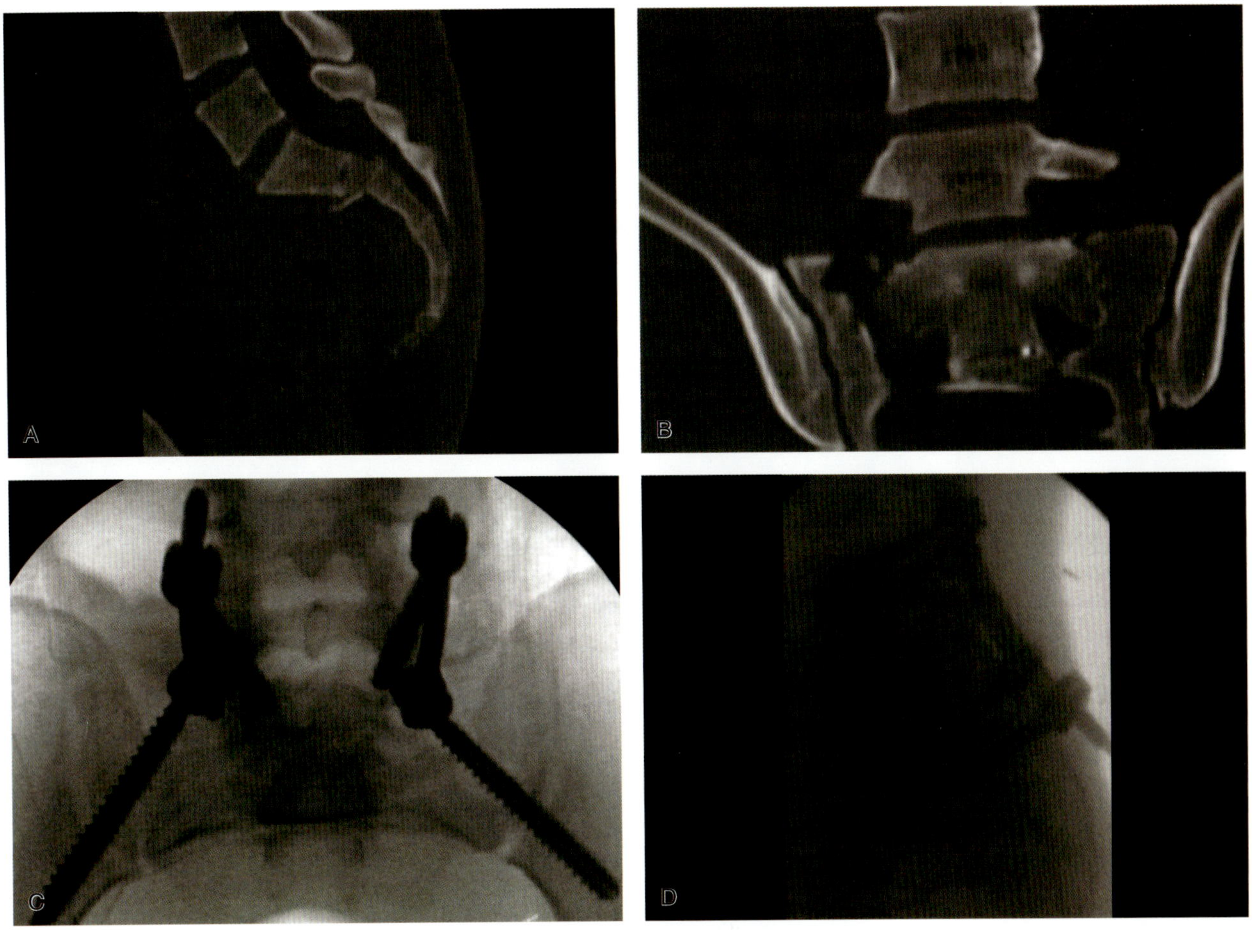


图 15-2A 至 D　高速机动车事故受伤患者出现多发性损伤，包括 H- 型骶骨骨折（A 和 B）。他在腰骶部传统开放手术切口周围有严重的挫裂伤，不适合行开放手术。因此，对其骶骨骨折采用经皮 L5 椎弓根螺钉和髂骨螺钉（C 和 D）置入来处理

– 经皮椎弓根螺钉固定可以提供额外的后方稳定。

- 合并损伤
  - 对有皮肤多发挫裂伤的患者在局部行开放性手术可能引起皮肤的潜在并发症，但微创固定的手术方式可以避免这个问题（图 15-2A 至 D）。
  - 对于血流动力学不稳定或合并多器官损伤的患者，经皮椎弓根螺钉置入可以提供初始稳定（图 15-3A-D）
    – 待患者全身情况稳定且苏醒后，可以返回手术室进行融合手术。

> **陷阱**
> - 单纯椎弓根螺钉固定是不够的，需要附加的融合手术，以避免反复应力导致的内固定失败。
> - 脊柱创伤的术前准备同其他任何情况一样，需要进行细致的评估以避免椎弓根螺钉误置（图 15-4A 和 B）。

## 手术技术

### 后方经皮椎弓根螺钉内固定术

- 多种技术可以用来安全有效地置入椎弓根螺钉

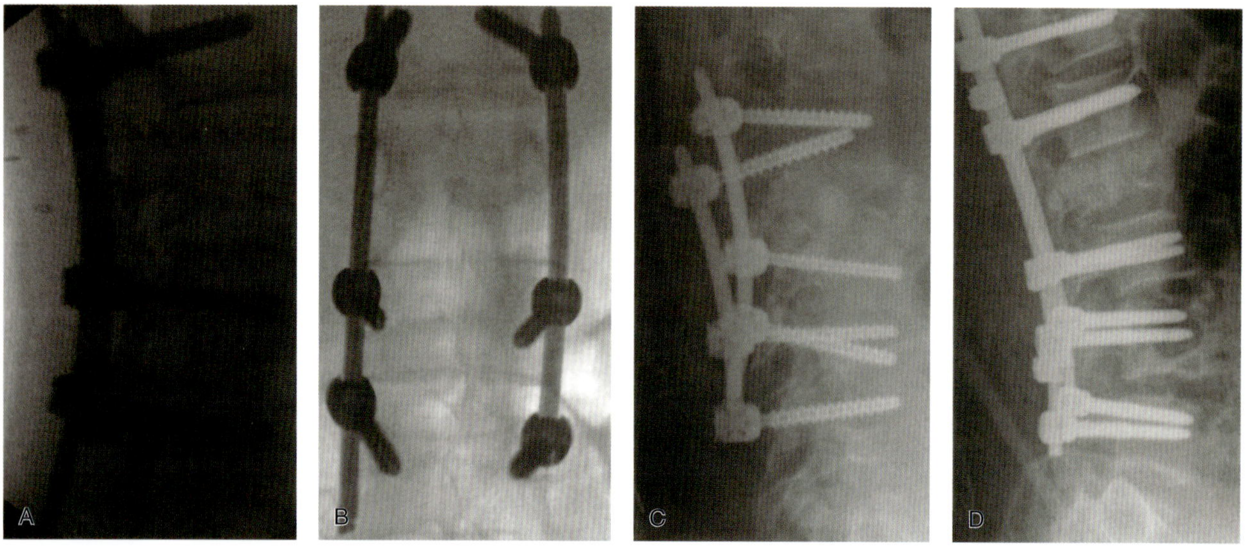


图15-3A至D　多发伤患者存在多发性损伤，包括 L2 爆裂性骨折。根据脊柱创伤的损伤控制脊柱稳定理论，初始治疗给予经皮椎弓根螺钉内固定（A和B）。经过一段时间的住院治疗，椎弓根螺钉内固定系统失效（C）。脊柱固定方式改为从 T12 到 L5 的开放固定（D）

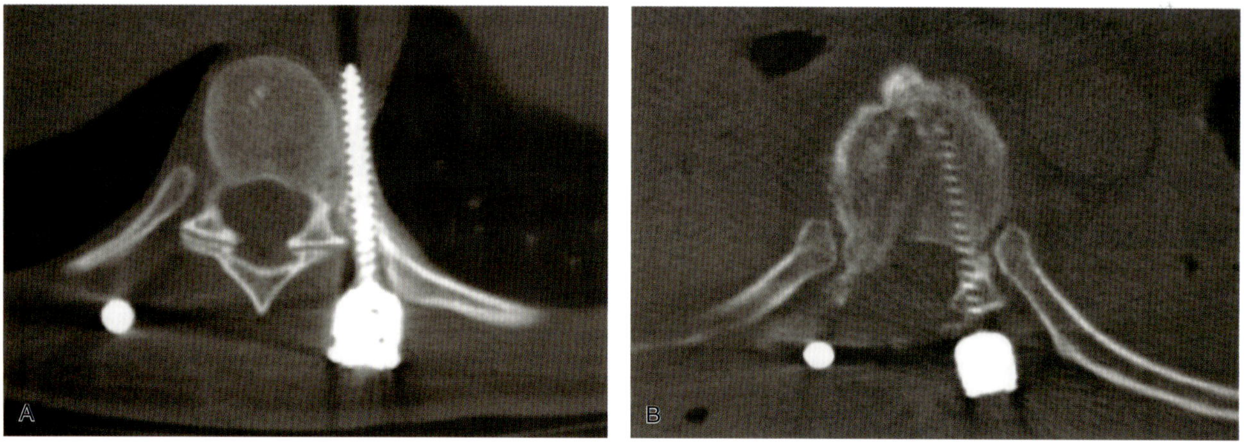


图15-4A和B　椎弓根螺钉误置。（A）椎弓根螺钉偏外，螺钉长度过长且紧靠主动脉。（B）椎弓根螺钉偏内，螺钉进入椎管，患者出现一过性神经功能损伤，取出螺钉并行椎板切除减压后神经功能恢复

- 正侧位透视。
- 影像导航。
- Magerl（或“鹰眼”）技术。
- 标准正位透视下椎弓根螺钉置入
  - 采取哪种技术取决于外科医生的偏好和经验。
  - 如果术中透视不能提供准确的图像，则不能采用此方法。
- 经皮椎弓根螺钉置入可以应用于肥胖、有严重解剖畸形和骨质疏松症患者。

- 术中根据情况可能有必要使用更先进的术中影像系统［术中 CT（O 形臂）］或行开放性手术。

## 连接棒的置入

- 在置入必要的椎弓根螺钉后，向头侧或尾侧置入合适的预弯棒
  - 标准技术置入的椎弓根螺钉有利连接棒的置入
    - 螺钉头的高度需要一致，螺钉顶部的连线应表现出平滑过渡。
  - 双手技术可以给外科医生在连接棒的置入过程中提供适当的感觉反馈。主利手放在持棒器上，另一只手调整棒的方向。

**小贴士**

- 微创外侧入路椎体切除、融合器置入单人即可完成，无须助手。

**陷阱**

- 对腰椎骨折来说，经腰大肌入路可能损伤腰丛和（或）腰大肌而导致下肢疼痛或无力。

## 微创侧方入路椎体切除和融合器置入

- 在脊柱前柱需要减压和重建的情况下，这个微创入路可以提供充分的暴露。
- 将患者放置为侧卧位时需格外小心，避免导致进一步的神经损伤
  - 初始的后方经皮椎弓根螺钉内固定可以在摆放侧卧位之前固定脊柱。

## 小结

- 由于微创脊柱稳定技术可以减少手术时间和术中失血量并减轻术后疼痛，可使脊柱创伤患者从中受益。此外，微创脊柱手术的感染率更低，恢复时间更短[1,4]。
- 采用经皮螺钉固定进行脊柱稳定对于不稳定的胸腰椎骨折和合并威胁生命的多系统损伤患者是一个合适的治疗选择[1-3]。
- 对于稳定性胸腰椎爆裂骨折患者来说，不同时做脊柱融合术的经皮椎弓根螺钉内固定术可以提供与行后外侧融合术类似的临床和影像学结果[4]。但对于不稳定性爆裂骨折，手术治疗的作用仍有争议。
- 采用经皮椎弓根螺钉固定治疗胸腰椎骨折的报道较为有限。因此，在纠正脊柱畸形和促进骨性融合方面，一些作者提出应对这种微创技术的作用给予关注[5]。

**小贴士**

- 脊柱骨折如果不合并椎间盘韧带损伤，内固定可以在骨愈合后取出。

**争议**

- 对于无间盘韧带损伤、仅为由骨性结构损伤引起的不稳定骨折是否需要植骨，存在争议。

## 参考文献

1. Banagan K, Ludwig SC. Thoracolumbar spine trauma: when damage control minimally invasive spine surgery is an option. Seminars in Spine Surgery, 2012, 24: 221–225.

**摘要：** 作者探讨了 微创脊柱手术在脊柱创伤治疗中的作用。对于合并多器官系统损伤的多发伤患者来说，微创临时性经皮椎弓根螺钉固定是早期稳定的有效选择。

2. Court C, Vincent C. Percutaneous fixation of thoracolumbar fractures: current concepts. Orthopaedics & Traumatology, Surgery & Research: OTSR, 2012, 98: 900–909.

**摘要：** 本文是一篇有关胸腰椎骨折微创手术治疗适应证和局限性的文献综述。作者讨论了单纯经皮椎弓根螺钉内固定和联合其他手术治疗如骨水泥强化技术、开放或微创减压、融合术等技术治疗胸腰段骨折的疗效。

3. Rampersaud YR, Annand N, Dekutoski MB. Use of minimally invasive surgical techniques in the management of thoracolumbar trauma—current concepts. Spine, 2006, 32: S96–S102.

**摘要：** 本文讨论了微创技术治疗胸腰椎脊柱创伤的原则、临床应用、疗效和局限性。作者得出结论是：微创技术治疗胸腰椎骨折的适应证和相关技术仍在发展，目前的文献报道令人鼓舞。

4. Dai LY, Jiang LS, Jiang SD. Posterior short–segment fixation with or without fusion for thoracolumbar burst fractures: a five to seven–year prospective randomized study. The Journal of Bone and Joint Surgery American volume, 2009, 91: 1033–1041.

**摘要：** 本文对73例接受了后路椎弓根螺钉固定、合并或不合并后外侧融合的 Denis B 型、载荷–分享评分≤6分的爆裂骨折患者进行了随机对照试验，发现非融合组的手术时间、出血量均明显低于融合组。但在5年随访时，两者之间的影像学和临床结果无显著性差异。

5. Barbagallo GMV, Yoder E, Dettori JR, et al. Percutaneous minimally invasive versus open spine surgery in the treatment of fractures of the thoracolumbar junction—a comparative effectiveness review. Evid Based Spine Care J, 2012, 3: 43–49.

**摘要：** 本文通过文献回顾比较了经皮与开放手术治疗胸腰椎骨折的有效性和安全性。作者认为，胸腰椎骨折的经皮固定技术能减轻术后疼痛、减少失血量和缩短住院时间。其结论是：微创经皮椎弓根螺钉内固定技术在矫正脊柱畸形或促进骨性融合的有效性方面还需要进一步研究。

# 第 16 章

# 微创手术骨移植物和骨生物制品

*Sreeharsha V Nandyala, Kris B Siemionow, Kern Singh*
译者 张 烽 审校 蒋 毅

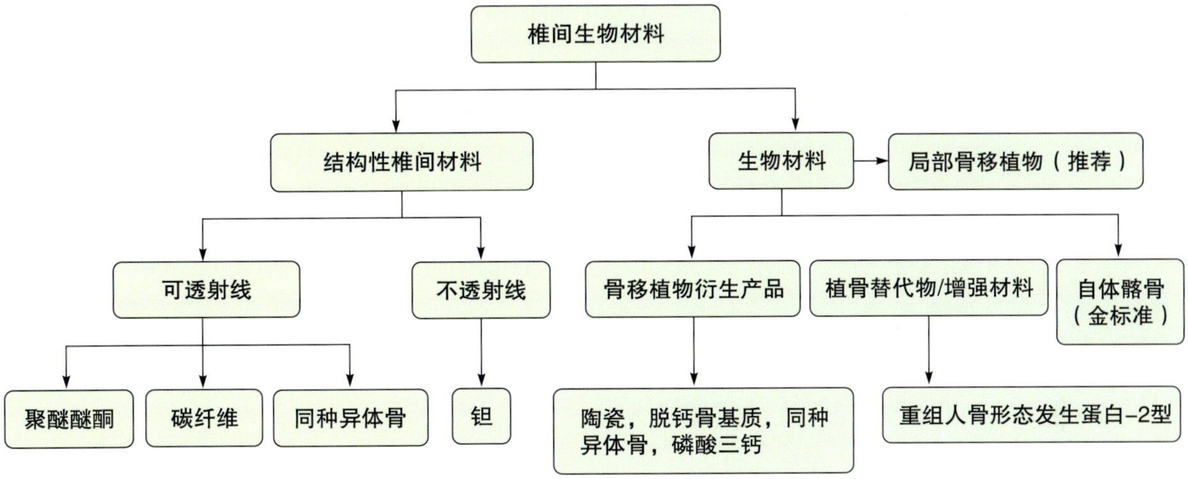


## 临床病例

57 岁男性患者，2 年前曾行 L5 ～ S1 经椎间孔椎间融合术（transforaminal interbody fusion，TLIF），现诉复发性腰腿疼痛。查体发现，患者踝关节外侧感觉减退，足趾行走时不稳。右侧跟腱反射减弱。影像学检查证实，L5 ～ S1 椎间移植物移位，假关节形成。患者拟通过有限切开前路或微创后外侧行 L5 ～ S1 翻修融合术。

## 腰椎椎间融合的原则

- 腰椎融合术的目的包括一个坚强、稳定和能承重的缓解融合术，同时维持椎间隙高度以及恢复矢状面序列。

- 全面彻底地处理植骨床（即关节突关节、椎体终板）是促进骨移植物融合的基本条件。
- 微创腰椎椎间融合暴露有限，局部骨移植量少，促进骨性融合的表面积少。因此，对于有助于促进成功融合的安全和有效的生物制品的需求较大。
- 理想的骨移植物应当具有骨诱导性、骨传导性和成骨性的特征，同时能将局部组织反应、疾病和取骨区并发症的发生率降低到最低。

> **小贴士**
> - 最敏感的评估融合的诊断方法是轴向、矢状面和冠状面重建 CT 扫描。

## 促进脊柱融合的植入物的特性

### 结构性植入物设计

- 融合器几何结构（楔形、矩形、香蕉形）、尺寸和位置在恢复椎间盘高度和矢状面序列中具有重要作用
  - 这类植入物可提供初始支撑力、节段稳定性和轴向载荷
    - 楔形融合器可增加前凸（当放置在椎间隙的前方），可用来从后路重建矢状面序列。
- 结构性植入物无需取自体骨，因此可避免取骨区并发症。
- 叠加式和可扩张融合器可以通过前路或后路重建前柱
  - 融合器可应用于肿瘤、感染、创伤或退变性疾病。
  - 可扩张融合器可以进行椎间孔的间接减压。
- 插入器械的发展使其能够从不同角度和轨迹引导植入物进入椎间隙的合适位置
  - 植入物的设计常常包含一个铰链式组件，以使融合器能通过微创后路被引导进入椎间盘间隙的前中位置。

> **小贴士**
> - 钽融合器可导致下沉、应力遮挡和掩盖 X 线片上的骨移植物显示。钛由于模量不匹配和不透 X 线，通常情况下已不再使用。
>
> **陷阱**
> - 成功的微创手术依赖神经结构的直接和间接减压。融合器下沉可以导致严重的临床后果。

### 椎间融合器（Spacer）

- 同种异体植入物
  - 皮质骨移植物塑形后置入椎间隙，可起到一个骨传导性支架作用，以使终板长入尸体骨。
  - 同种异体骨移植物可提供初始的机械性稳定和结构性支持，这对于促进椎间融合有利。
  - 这些植入物往往比合成的移植物更易碎，在打压植入时更易骨折。
  - 此外，皮质骨移植物有一个相对高的杨氏模量，与人工

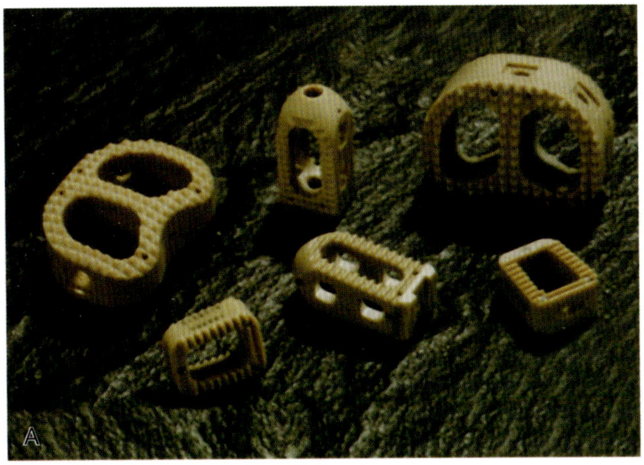


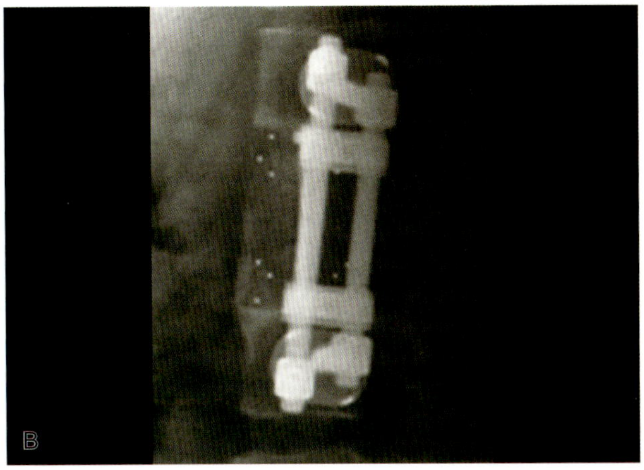


图 16-1A 和 B　（A）PEEK 融合器。（B）PEEK 可扩张椎体次全切融合器被用来进行脊柱重建。图中可见骨生长穿过融合器

合成植入物相比增加了下沉的风险。

- 聚醚醚酮融合器（PEEK Spacer）（图 16-1A 和 B）
  - PEEK 融合器的设计包含一个移植物窗，用来放入自体骨或生物替代材料以促进融合。
  - 这些融合器具有类似松质骨的弹性模量，可使轴向负荷传递到骨移植物上。
  - 此外，PEEK 植入物的射线可透性有利于在 X 线片和 CT 上对融合情况进行评估。
  - 与同种异体骨相比，PEEK 植入物不会引起疾病传播，且其品质不会存在个体差异。
  - PEEK 融合器不具备骨诱导、骨形成和骨传导的特性。
- 碳纤维强化高分子融合器（图 16-2）
  - 融合器的设计通常采用嵴形或齿状结构，以增大摩擦力防止其移位。
  - 这些融合器的刚度是 PEEK 融合器的 5 倍多，近似于皮质骨的模量。
  - 碳纤维融合器在对移植物材料维持适当的应力分布的同时可以对大的缺损进行填充。
- 多孔钽（图 16-3）
  - 钽是一种小梁金属，这种金属的孔隙率为 70% ～ 80%，平均孔径为 400 ～ 500 μm。
  - 其刚度类似于松质骨，可以对保留的骨结构进行生理性载荷传递，并且可以减少应力遮挡。

**小贴士**

- 应当使用尽可能大的 PEEK 融合器来降低植入物下沉的风险。

**陷阱**

- 虽然 PEEK 和碳纤维融合器都显示了满意的临床和影像学效果，但没有前瞻性临床研究直接比较这两种植入物。

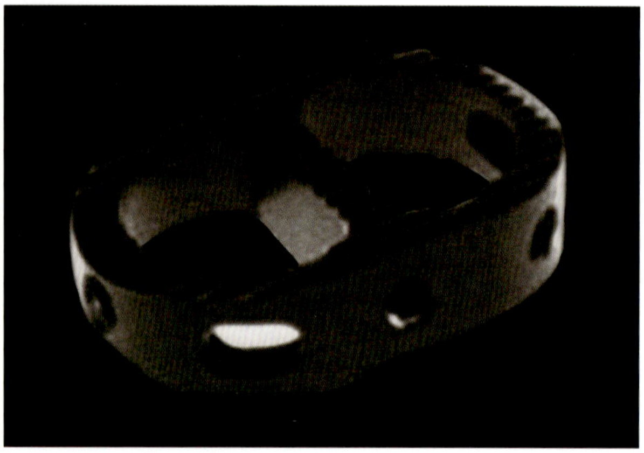

图 16-2 碳纤维增强高分子融合器

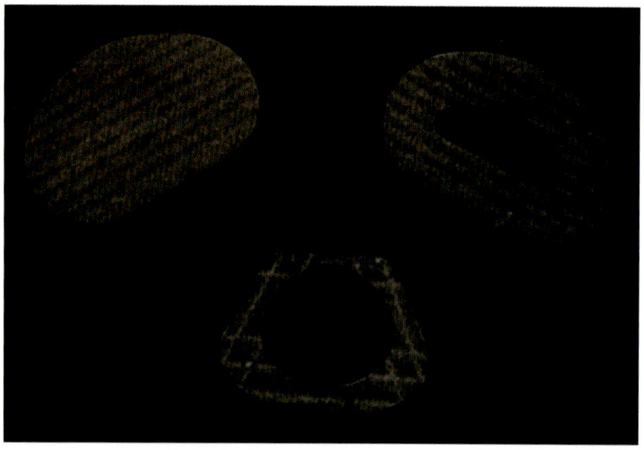

图 16-3 多孔钽植入物

- 类似于其他椎间植入物，它主要用于提供稳定，且无需大量的移植骨来填补大的缺损。
- 植入物的设计包括一个周边构造和一个可以放置移植材料的中心腔。
- 钽植入物不透射线，因为其金属成分会显著降低术后 CT 和 MRI 的成像质量。

## 骨移植物

### 骨移植物的特性

- 骨诱导性——募集和刺激多能间充质细胞，使其分化为成骨细胞和破骨细胞。一种有效的骨诱导剂会促进体内任何组织内的骨形成。
- 骨传导性——通过移植材料提供的结构支架，可使新生血管和骨增殖长入。
- 成骨性——成骨细胞的形成直接来源于移植物内的现有间充质细胞。

### 自体骨移植物

- 自体骨移植物的类型
  - 皮质骨——能提供即时的机械强度和支撑，但骨诱导性和骨传导性不如松质骨。
  - 松质骨——能提供移植部位的骨诱导性和骨传导性，但结构支撑性能不足。

  - 皮质松质骨——同时提供机械支撑与骨诱导和骨传导，符合一个理想的骨移植物的标准
    - 与其他生物材料相比，髂骨移植物（iliac crest bone graft，ICBG）被认为是黄金标准。
- 使用合成移植物可以显著降低疾病传播和免疫反应的风险。
- 尽管有其明显的优势，自体骨仍然存在骨量有限、同时有可能发生取骨区并发症（如疼痛、感觉异常、感染等）的缺点。
- 局部自体骨移植物（取自椎板的骨粒）可以用于椎间隙植骨
  - 局部骨移植物无需单独的取骨区，可减少手术时间，并可消除取骨部位并发症的风险。
  - 在微创手术中，局部骨移植物的量可能不足
    - 采用负压收集罐来收集微创手术减压过程中磨钻所产生的“骨粉”。目前对这种骨粉的有效性知之甚少。尽管如此，这种移植骨可作为填充剂（具有微弱的骨诱导性能的）。
    - 为实现融合，有效的骨移植替代品和拓展材料（同种异体或人工合成）是必不可少的。

**局部自体移植骨陷阱**

- 局部自体骨移植物用于移植可能量不够足，特别是在翻修手术时因为前次手术已切除椎板者更是如此。

## 骨移植替代物和骨生物材料

- 异体骨移植物
  - 异体骨移植物容易获得且不会出现供骨区并发症。
  - 虽然移植物小，但仍存在疾病传播和宿主免疫反应的风险。
  - 大多数异体骨移植物的制备包括组织冰冻、冷冻干燥和 $\gamma$ 辐射
    - 灭菌过程可降低疾病传播和宿主免疫反应的风险，但同时也失去骨诱导能力。
    - 处理方法可能会影响骨移植物的结构性能。
  - 异体骨材料自身就可以作为一个坚固的骨长入支架（骨传导性）。
  - 异体骨和自体骨或生长因子联合使用可以增强骨诱导性而促进融合。

- 合成骨移植物
  - 合成骨移植物包括陶瓷、生物活性玻璃、硅酸盐或胶原。 这些人工合成的移植物给骨长入提供了一个支架。
  - 合成骨移植物的优点是：生物相容性好，具有骨传导性能以及来源广泛。
  - 一些材料的重吸收率阻碍了其在脊柱外科手术中的应用
    - 硫酸钙的吸收在 4 ～ 12 周。
    - 磷酸钙的吸收在 26 ～ 86 周。
    - 羟基磷灰石的吸收在 1 ～ 5 年。
  - 合成骨移植物只能与其他移植物或骨替代品一起应用以促进融合。
- 脱钙骨基质（demineralized bone matrix，DBM）
  - 这种独特的移植物是由皮质骨酸化提取产生的，其去除了矿物质，留下了生长因子［骨形态发生蛋白（bone morphogenetic protein，BMP）］和蛋白质
    - DBM具有多种形态，包括冻干粉末、颗粒、凝胶、腻子和碎片等。
    - DBM 包含Ⅰ型胶原蛋白，后者可提供一个骨长入的骨传导性骨支架。根据DBM的制备和形态，DBM可提供不同程度的骨诱导作用。
  - DBM 一般用作其他移植材料（自体骨）的一个辅助材料使用，或作为一种植骨材料的添加物，因为它几乎没有机械性能和结构性能。
- 生长因子——骨形态发生蛋白（BMP）
  - BMP 帮助调节间充质前体细胞分化、成熟、增殖为成骨细胞和成软骨细胞。
  - BMP 需要一个基质载体，以使生长因子留在移植部位并防止其渗漏到相邻的组织。
  - BMP 有两种市售的形式
    - INFUSE（rhBMP-2）——美国食品药品管理局已批准用于联合钛金属融合器的腰椎前路融合。
    - OP-1（rhBMP-7）。
  - 围绕BMP 存在一些争议
    - 由一个独立小组进行的广泛的文献和行业数据的回顾表明：目前已发表的文献对于并发症的发生率存

**DBM陷阱**

- 不同公司的DBM制备工艺不同，因此 BMP 的含量也各异，同一公司的大批产品内BMP 的含量也可能各不相同。

**BMP 的禁忌证**

- 妊娠
- 癌症病史
- 骨骼未成熟
- 骨肿瘤病史

**小贴士**

- 有些医生报道了一些减少术区术后并发症（神经根炎、异位骨形成或骨溶解）的屏障法，如使用纤维蛋白胶、硬膜封闭剂或骨蜡封闭纤维环裂口。

在偏移，低估了其发生率。
- 理论上，BMP 的使用会增加致癌风险，但缺乏确切的证据。
- 与 BMP 有关的其他并发症包括颈前肿胀、骨溶解、逆向射精、尿潴留、神经根炎和血肿形成。

## 小结

- 在已发表的文献中，对 BMP 作为 ICBG 的替代品存在很大争议。虽然一些荟萃分析显示 BMP 与 ICBG 有着相似的融合率[2]，但有些并发症的潜在原因可能来源于 BMP 剂量使用不当[1]。
- 文献描述了多种 BMP 相关的副作用，包括逆向射精、异位成骨和恶性肿瘤。然而，大多数已发表的文献具有显著的统计学局限性。因此，有关使用 BMP 的疗效和安全性尚没有明确的结论[1-3]。
- 与辅以硅酸盐的磷酸钙相比，在微创 TLIF 中使用 BMP 有着更高的融合率和更低的假关节形成和再手术的可能性[4]。
- PEEK融合器是腰椎融合术安全的和有效的合成融合器。报道的植入物沉降率为14.3%，但仅有2.1%的患者是有症状的。充分的终板处理、良好的局部解剖知识、使用较大的融合器以及融合器的良好定位有助于降低植入物下沉的风险[5]。

## 参考文献

1. Singh K, Ahmadinia K, Park DK, et al. Complications of spinal fusion with utilization of bone morphogenetic protein: a systematic review of the literature. The Spine Journal, 2013, 39（1）: 91–101.

**摘要：**本文系统回顾了在颈椎和腰椎手术中使用 BMP 导致的并发症类型。除了 PLIF/TLIF，其他手术中使用 BMP 能明显减少假关节的发生率。唯一有统计学意义的不良并发症是 ALIF 手术的逆向射精。作者的结论是：虽然对 BMP 相关并发症的警惕性在提高，其并发症的发生率低，而且其类型与脊柱节段相关。

2. Simmonds MC, Brown JV, Heirs MK, et al. Safety and effectiveness of recombinant human bone morphogenetic protein–2 for spinal fusion. Ann Intern Med, 2013, 158: 877–889.

**摘要：**一篇行业资助的回顾性随机对照试验研究，比较了在脊柱融合手术中使用rhBMP-2与自体髂骨移植物（ICBG）的情况。作者的结论是：在24个月时，与髂骨移植物（ICBG）相比，rhBMP-2组的融合率更高，早期术后疼痛更多。此外，肿瘤的发生与rhBMP-2关系仍不确定。

3. Fu R, Selph S, McDonagh M, et al. Effectiveness and harms of recombinant human bone morphogenetic protein-2 in spine fusion: a systematic review and meta-analysis. Ann Intern Med, 2013, 158: 890–902.

**摘要：** 一篇独立评估报告，研究了行业赞助杂志出版物发表的rhBMP-2对脊柱融合的有效性和危害性的文章。通过回顾现有的行业赞助的随机、对照试验，作者指出，早期rhBMP-2相关性报道的出版物通过选择性报告、重复出版、漏报等歪曲了rhBMP-2的效果和危害。作者认为，rhBMP-2在脊柱融合方面与骨移植物相比并没有已证实的临床优点，并且有可能存在 严重的危害。

4. Nandyala SV, Marquez-Lara A, Fineberg SJ, et al. A prospective, randomized, controlled trial of silicate substituted calcium phosphate versus rhBMP-2 in a minimally invasive transforaminal lumbar interbody fusion. Spine (Phila Pa 1976), 2014, 39: 185–191.

**摘要：** 本文是一项前瞻性、随机、对照研究报告，比较了初次单节段微创TLIF术 中使用硅羟基磷酸钙Actifuse 或骨形态发生蛋白（rhBMP-2）对融合率的影响。术后一年随访时，BMP 组融合率与Actifuse 组相比明显更高（92%对65%）。

5. Le TV, Baaj AA, Dakwar E, et al. Subsidence of polyetheretherketone intervertebral cages in minimally invasive lateral retroperitoneal transpsoas lumbar interbody fusion. Spine (Phila Pa 1976), 2012, 37: 1268–1273.

**摘要：** 本文对 140 例采用 PEEK 融合器进行微创侧方腹膜后腰椎椎间融合的病例进行了回顾性 研究。植入物的沉降率为14.3%，但只有2.1%的患者出现了临床症状。作者的结论是：较大的 融合器能减少植入物下沉的风险并能促进融合。